养好1~2岁
宝宝
百科全书

郑名 主编

王小娟 徐其红 副主编

U0352983

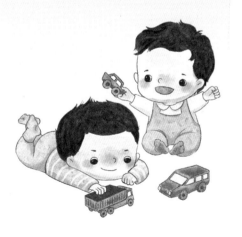

北京理工大学出版社
BEIJING INSTITUTE OF TECHNOLOGY PRESS

图书在版编目（CIP）数据

养好 1 ~ 2 岁宝宝百科全书 / 郑名主编 . –– 北京：

北京理工大学出版社 , 2025. 3.

ISBN 978–7–5763–4924–5

Ⅰ . R174

中国国家版本馆 CIP 数据核字第 2025C2T078 号

责任编辑：龙　微　　文案编辑：邓　洁
责任校对：刘亚男　　责任印制：施胜娟

出版发行 / 北京理工大学出版社有限责任公司

社　　址 / 北京市丰台区四合庄路 6 号

邮　　编 / 100070

电　　话 /（010）68944451（大众售后服务热线）
　　　　　（010）68912824（大众售后服务热线）

网　　址 / http：//www. bitpress. com. cn

版印次 / 2025 年 3 月第 1 版第 1 次印刷

印　　刷 / 保定市中画美凯印刷有限公司

开　　本 / 710 mm × 1000 mm　1/16

印　　张 / 18.75

字　　数 / 230 千字

定　　价 / 68.00 元

图书出现印装质量问题，请拨打售后服务热线，负责调换

编 委 会

读懂儿童，科学育儿
——致年轻父母的一封信

亲爱的爸爸妈妈们：

你们好！

在小生命降临的一刹那间，当胎儿脱离母体来到世间，当孩子迎接第一道曙光发出响亮的哭声时，每一位父母的心都会被深深地震撼——生命的开端是如此神奇！面对自己创造的新生命，初为人父人母的喜悦是无法用语言来表达的。可是看着如此柔弱的新生命，心中又不免掠过丝丝的恐慌。身为人之父母，该怎样担负养育、教育孩子的责任？

养育一个健康、快乐的孩子，不仅是所有父母的共同愿望与责任，更是一个国家、一个民族的希望所在。孩子的教育从什么时候开始？ 许多家长认为，到了3岁去幼儿园给孩子"上规矩"，教育自然就开始了。但近期的研究，尤其是神经科学的研究表明，0～3岁是人一生中生长发育最快、可塑性最强、接受教育最佳的时期。婴儿从诞生的那一刻起就展现出非凡的学习能力。他们以独有的方式适应环境，用天生的本能与敏锐的感知能力积极地探索、学习、适应未知的陌生世界。这个时期，孩子不仅需要均衡的营养、良好的健康和安全保护，更需要丰富的生活环境和玩耍材料，家长则要以适宜的方式与他们交往、游戏，欣赏他们的发现和进步。"3岁以下的人并不是简单的婴儿或步履蹒跚的幼儿，他们应该拥有尊严并受到尊重。"（古德明和杰克逊，

1994 年）如果每一位爸爸妈妈，在孩子成长的早期，都能以科学的教育理念和正确的教育方法对孩子施以教育，不仅能促进孩子身心全面健康的成长，更会为其一生的发展奠定坚实基础。

也许有些家长认为，教育孩子是学校（幼儿园）和教师的事情。其实，一个人的成长要接受三个方面的教育，即家庭教育、学校教育和社会教育。

《国务院办公厅关于促进 3 岁以下婴幼儿照护服务发展的指导意见》指出："人的社会化进程始于家庭，儿童监护抚养是父母的法定责任和义务，家庭对婴幼儿照护负主体责任。"

0 ~ 3 岁的儿童是在家庭中被养育并成长的，所以无论父母愿不愿意，事实上已经天然地成为孩子的第一任教师，而且是永不退休的教师。父母的一言一行，对孩子的教养态度与方式，都对他们一生的成长产生着深刻、持久的影响。因此，家庭早期教育不仅为孩子的成长奠定最初的基础，也成为一切教育的基础。

但是，家庭教育不同于学校教育，它没有教材，没有课堂，年轻的爸爸妈妈也没有教育孩子的经验，怎么办？让孩子停下成长的脚步，等爸爸妈妈成熟吗？不，年轻的爸爸妈妈们，赶快行动起来吧！拿起这套丛书，它将帮助你们了解孩子生理和心理发展的规律，树立科学的教育理念，学会正确的教育方法，让孩子在你们的精心呵护和良好的教育下茁壮成长。读懂儿童，科学教育，学会做合格的父母，这是你们的责任，也是我们编写本书的宗旨。

这套书是供 0 ~ 3 岁婴儿家长使用的家庭教育指导用书。本套丛书共三册，即《养好 0 ~ 1 岁宝宝百科全书》《养好 1 ~ 2 岁宝宝百科全书》和《养好 2 ~ 3 岁宝宝百科全书》(以下简称《0～1岁》《1～2岁》《2～3岁》)。丛书全面、详细地向家长介绍了0～3岁婴儿的生长发育特点、心理发展特点与发展任务，以及合理的营养与保健、疾病预防、保育教育要点与指导等。这套丛书首先分述了0～1岁、1～2岁、2～3岁三个年龄阶段儿童的生长发育特点、心理发展特点与发展任务，帮助家长进行总体把握。

在此基础上，以国家卫生健康委《托育机构保育指导大纲（试行）》为依据，按照年龄（月龄）顺序，呈现每一阶段婴儿教养的知识与方法，共分为五个部分：

1. 发展特点

描述了该阶段婴儿生理发育特征与心理发展特点，帮助家长了解自己的孩子。

2. 养育指南

提供了该阶段的育儿要点、营养与喂养、卫生与保健、预防疾病等相关知识与建议。

3. 学习与教育指南

以家庭亲子游戏为基本形式，提供了促进婴儿动作发展、语言与认知能力发展、情绪和社会性发展的教育活动，以及训练婴儿生活自理能力的活动。

4. 给爸爸妈妈的建议

针对不同年龄（月龄）幼儿的特点，阐释了家庭教育的重点，并针对婴幼儿教养中常见的问题，"教爸爸妈妈一招"。

5. 宝宝成长档案

提供了该阶段婴儿生理发育与心理发展的主要指标，请家长根据观察，记录下自己孩子的成长轨迹。

本套丛书的特点是：

1. 以年龄为线索，内容全面而系统

《0～1岁》以月龄为线索，将婴儿的发展过程分为 12 个月龄段，《1～2岁》和《2～3岁》则以半年为界，分为两个年龄段。按照年龄阶段，详细地论述了婴儿生理心理的发展特点与任务、养育指南、教养指南、给爸爸妈妈的建议、婴儿成长的关键指标等。让家长追随孩子成长的脚步，逐渐了解和掌握孩子的生长发育特点和教养方法，从而施以适宜的教育。

2. 具有强烈的针对性与现实性

本套丛书从现代生理学、心理学、教育学、营养学、儿童卫生保健学等方面出发，整合并全面介绍了 0～3 岁婴儿发展过程中所涉及的各方面内容，如生长发育特点、卫生与保健、营养与疾病，以及养育与教育的要点、方法等。对年轻父母在教养孩子的过程中可能遇到的难点与问题给予了切实可行的指导，努力回答家长在家庭教养中遇到的各种疑难问题。

3. 在日常生活中实施，以游戏为基本形式

婴幼儿的学习是"在游戏和日常生活中进行的"，因此"要珍视游戏和生活的独特价值"。丛书中的每一个教育活动，都是生动有趣的亲子游戏。父母和孩子的亲子互动，不仅锻炼了孩子的身体和动作，发展了孩子的语言和认知能力，让孩子获得快乐的情绪、学会社会交往，而且增进了亲子关系。所设计的亲子游戏与活动方案生动有趣，易于操作。

4. 把理论学习与方法操作相结合

要提高家庭教养质量，家长不仅要掌握教育孩子的具体方法，也要理解家庭教育的科学原理。本套丛书不仅努力揭示家庭教育的一般规律，使家长在阅读时悟出教育

孩子的道理，而且将家庭教育的理论渗透于家庭教育活动中，使家长在教养孩子的过程中理解理念、掌握方法，并自觉运用于家庭日常生活中。

5. 将家庭教育指导与婴儿成长记录相结合

本套丛书在指导家长科学育儿的基础上，还设置了家长参与的内容 —— "宝宝成长档案"与"宝宝日记"，让家长在了解婴儿生长发育指标的基础上科学育儿，并记录下自己孩子的成长轨迹，让本套丛书成为记录孩子成长与家长成长的档案。

我们希望这套丛书能给年轻的爸爸妈妈开展科学育儿带来切实的帮助，成为家长教育孩子的良师益友。

本书仍难免存在不足之处，诚恳希望各位读者批评指正。

郑名

2024 年 2 月于西北师大

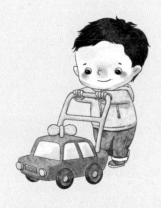

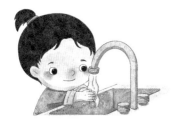

目 录
Contents

读在前面：
1～2岁婴幼儿的身心特点和发展任务

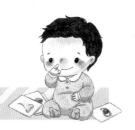

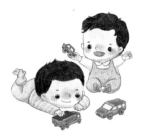

Chapter 1

1岁1个月~1岁6个月

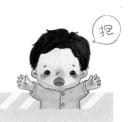

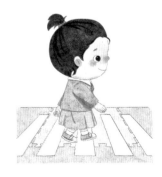

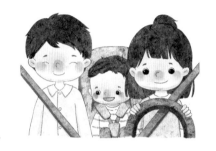

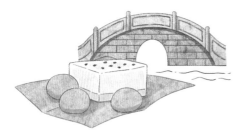

Chapter 2

1岁7个月～1岁12个月

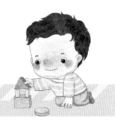

一、1岁7个月～1岁12个月宝宝的特点

（一）生长发育特点

（二）心理发展特点

二、1岁7个月～1岁12个月宝宝的养育指南

三、1岁7个月～1岁9个月宝宝的学习与教育指南

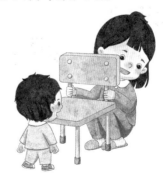

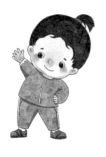
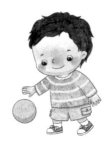

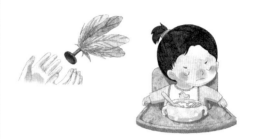

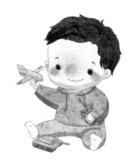

读在前面

1～2岁婴幼儿的身心特点和发展任务

- 生长发育特点
- 心理发展特点
- 发展任务

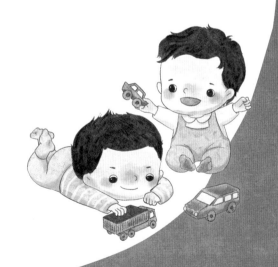

案例 1

　　乐乐 21 个月了，学会的东西越来越多，可是妈妈的烦恼也多了。瞧，趁妈妈不注意，乐乐拿起笔就在墙上胡乱涂鸦，家里的墙面涂画着各种不规则的线条。乐乐妈妈看到后很生气，严厉地训斥了乐乐，可是仍然没有改善，乐乐还是会趁着父母不注意拿起蜡笔在墙上画两下。

　　为什么乐乐会在这一时期执着于"乱涂乱画"，是什么力量促使他这样做？面对宝宝在墙上乱画的现象，妈妈怎样做才能既不磨灭宝宝涂鸦的积极性，又能保证墙面整洁呢？

案例 2

　　1920 年，美国牧师辛格在印度发现了两个"狼孩"并把他们救回，年龄小一些的孩子只有 2 岁，被发现后不久就去世了。年龄大一些的孩子约 8 岁，取名卡玛拉，送到孤儿院，由辛格夫妇抚养。被抚养的第一年，他只有狼的习性，不会说话，用四肢行走，昼伏夜出。第四年，他只能说简单的两个字，第六年，他才能够说出 30 个字。

　　为什么人类的宝宝在 2 岁左右便会说出简单的句子，而狼孩用了 6 年却不能做到？宝宝的语言功能经历了怎样的发展进程？在 1 ~ 2 岁宝宝的语言敏感期，家长应该做些什么？

2岁的朵朵最近喜欢上了收集小纸屑，他把家里大大小小的纸屑装到一个瓶子里，放到自己床前的玩具熊手里。一天，妈妈打扫卫生的时候，没有经过朵朵同意，就把装有纸屑的小瓶子扔掉了。朵朵睡觉前发现小熊手里的小纸屑瓶子不见了，开始嚎啕大哭，怎么哄也哄不好，这让妈妈很奇怪："最近朵朵怎么老喜欢小小的东西，小纸屑、头发？朵朵这是怎么了？"

您的宝宝是不是也有一段时间对细小事物极其感兴趣呢？为什么会出现这种现象？在这个阶段，应该怎样引导呢？

请耐心读完这本书，您一定会找到以上三个案例的答案。

在爸爸妈妈的期盼中，宝宝过了周岁生日啦，每位父母都满怀欣喜与激动。1～2岁同样是婴儿早期身心发展的关键时刻，1岁以前妈妈的精力重点在养育上，1岁以后，妈妈要把教育和养育放在同等重要的位置。家长在了解婴儿身心发展特点基础上的正确养育和教育能促进婴儿大脑潜能的发展，促进婴儿身心全面发展。

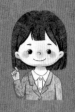

一、生长发育特点

　　1～2岁婴儿身高、体重等各项生长发育指标都进入了一个较快速的发展阶段。值得注意的是，婴儿的生长发展特点受到遗传、地域、环境、水土等各方面的影响，存在个体差异性，如果孩子的体格发育与平均水平有些许差异，父母不必过度担心，而是要静待孩子成长。

（一）体格发育

1. 身高和体重

　　1岁后孩子身高的增长速度减慢，全年身高增长10～12厘米。1岁6个月时，男孩平均身高83.1厘米，女孩平均身高81.9厘米；2岁时，男孩平均身高88.2厘米，女孩平均身高87.0厘米。

　　1岁6个月时，男孩平均体重为11.3千克，女孩平均体重为10.7千克；2岁时，男孩平均体重为12.6千克，女孩平均体重为11.9千克。

发育指标	男孩		女孩	
	1岁6个月	2岁	1岁6个月	2岁
平均身高/厘米	83.1	88.2	81.9	87.0
平均体重/千克	11.3	12.6	10.7	11.9

2. 头围和胸围

1 岁 6 个月时，男孩平均头围 47.4 厘米，女孩平均头围 46.4 厘米；2 岁时，男孩平均头围 48.3 厘米，女孩平均头围 47.3 厘米。

1 岁 6 个月时，男孩平均胸围 48.4 厘米，女孩平均胸围 47.0 厘米；2 岁时，男孩平均头围 49.8 厘米，女孩平均头围 48.7 厘米。

发育指标	男孩		女孩	
	1 岁 6 个月	2 岁	1 岁 6 个月	2 岁
平均头围 / 厘米	47.4	48.3	46.4	47.3
平均胸围 / 厘米	48.4	49.8	47	48.7

3. 囟门

正常 1 岁 1 个月 ~ 1 岁 6 个月，婴儿前囟门闭合，如果超过 2 岁囟门还没闭合，应该及时去医院问诊。

4. 牙齿

一岁半左右，上下第一乳磨牙长出，乳尖牙开始萌出，会咀嚼并咽下苹果、梨等较硬的食物，并能很协调地咀嚼后咽下；此时大多数宝宝已长出 12 颗乳牙。2 岁时，萌出上下尖牙。2 岁到 2.5 岁时，基本出齐。

（二）神经系统发育：大脑

在人的一生中，神经系统不断变化以适应复杂的环境。新生儿神经细胞的特点是缺乏树突，因此新生儿的动作不精细，对刺激的反应易泛化。简单来说，如果新生儿感到饿时，不仅仅是胃部不舒服，还全身难受。到出生后3个月树突才开始形成，到2岁时，树突的数量和粗细明显增加，是进行大量基本学习的关键时期。

胎儿在母体内第7个月到出生后2岁是大脑发育的加速期，婴儿2岁时，大脑重量达到成人脑重的75%。

为了促进大脑正常发育，妈妈们要保证宝宝睡眠充足。1岁以后的宝宝一昼夜要睡12～13小时，最晚不要超过晚上9点睡觉。

（三）消化系统

消化道是一条由口腔到肛门的很长的管道，这条管道自口腔起，经过食道、胃、小肠、大肠直到肛门为止。1岁以后，宝宝的饮食不再以母乳为主，而是开始以五谷杂粮为主，妈妈们一定要掌握宝宝消化系统的特点，合理喂养。

1

口腔两侧面颊有咬肌、颞肌等咀嚼肌，这些咀嚼肌的收缩带动了牙齿，将食物磨碎。婴儿口腔较小，黏膜薄嫩，容易受损。所以，要特别注意宝宝口腔的清洁，不要给宝宝吃太烫或太硬的食物，以免伤害其口腔黏膜。

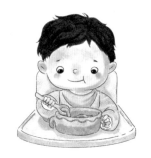

2

　　牙齿对消化的意义很大，牙齿不好，会增加胃肠道的负担。2岁左右，婴儿的乳齿已达到16颗左右。为保护这些乳齿，应当培养婴儿吃饭后用温水漱口或喝一点温开水的习惯。为保护牙釉质，不要让宝宝吃过多的甜食，也不要让宝宝去咬核桃等硬物。

3

　　婴儿食道较短，内径小，弹性组织不发达，黏膜很薄。因此，为了避免宝宝食道被刺伤，先不要给宝宝吃刺多的鱼或带骨头的肉。

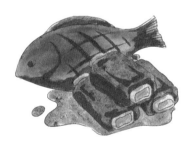

4

　　婴儿的胃容量比较小，蠕动能力也远不及成人。在宝宝的饮食方面，切忌让宝宝暴饮暴食。

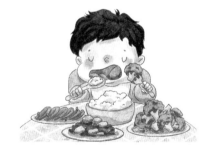

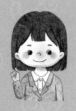

二、心理发展特点

1～2岁的婴儿已存在心理现象。瞧，他们从"连爬带走"到"稳健行走"，从"整手抓"到掌握了"拇指和食指捏"，这是宝宝大肌肉和小肌肉发展的表现；宝宝从不会说话到说出爸爸妈妈，再发展到能说出简单的词语、句子，这是宝宝的语言在发展；宝宝"盯"着你看、"模仿"你的动作，这是宝宝认识世界的过程；有时候宝宝

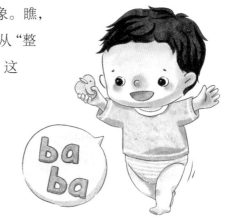

会微笑，有时候又会嚎啕大哭，这是宝宝情绪的体现；这些都属于宝宝的心理发展。的确，婴儿的每一步成长都充满了惊喜，但这些惊喜需要建立在父母充分了解宝宝的心理上。

（一）动作发展

婴儿动作发展是脑发育的重要标志之一。动作的发展和宝宝的智力、心理发展密切相关。心理的发展离不开动作，只有动作发育成熟了，才能为其他方面的发展打下基础。人和动物不同，小鸡、小鸭、小羊出生不久便可以独立行走，但人出生时，动作发展还不够成熟，远远落后于感觉的发展，动作会在 1 ～ 2 年时间内迅速发展。父母要抓住关键期，在了解宝宝动作的基础上进行教育。下面，就让我们一起了解宝宝的神奇变化吧！

1. 大肌肉动作——开始走路到稳步走的蜕变

大部分宝宝在 1 周岁前后开始学习走路。但由于此时宝宝的两腿和身体动作不够协调，无法保持走路时全身的平衡，所以，在开始学走路时，宝宝走得跟跟跄跄，摔倒是常有的事，父母在此时不要惊慌，更不可禁止宝宝的行走练习，而是要鼓励宝宝自己爬起来继续前行。经过一两个月的练习，大多数宝宝走路会越来越平稳，父母的担心也会随之减少。

1.5 岁左右

父母会发现，孩子能够走得很稳，能够蹲着玩。而且他们努力学习上下楼梯，开始的时候是手脚并用，向上爬楼梯或者台阶；往下走时，先把脚放下，再全身趴下。

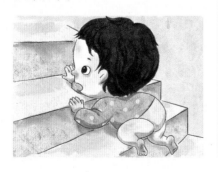

2 岁左右

宝宝可以自己迈过门槛，在行走时迅速停下，以及倒退几步。同时他们能够很好地爬楼梯，倒换着双脚上台阶。在学会行走之后，他们尝试双脚跳离地面的新运动，并且很快学会这一技能。值得注意的是：这时的宝宝从稳稳地走路开始向跑发展，但是跑得还不够稳，所以父母带宝宝外出时一定要注意安全。

2. 小肌肉动作——堆积木、涂鸦乐在其中

细心的家长们会发现，如果把玩具放到宝宝的左侧，宝宝会用左手抓握，如果把玩具放到宝宝的右侧，宝宝会用右手抓握。这是为什么呢?

家长们都知道，大脑有两个半球，左半球控制右侧身体，右半球控制左侧身体。但宝宝这个阶段是双侧协调阶段，也就是说，大脑两个半球从事着相同的工作。他们会使用哪只手或者两只手同时使用，这取决于他需要的物品放在身体的哪一侧。

1 岁以前

宝宝可以伸手取物并把物品给父母，还可以用拇指和食指取物品，此时的他们对空的器皿中装东西很感兴趣，经常往瓶子中塞、取各式各样的东西。

1.5 岁时

宝宝的动作更加细致了，宝宝可以将一块积木叠于另一块积木上，堆叠 4 ~ 6 块;

2 岁时

大多数宝宝已经可以堆叠 6 ~ 9 块积木了。如果你给他一支笔，他也可以随意地涂鸦哦，不过要注意，请你从一开始就把笔放到宝宝的右侧，方便宝宝用右手握笔，这样父母就避免了后期纠正宝宝左手握笔的烦恼，但在玩玩具时，就不需要强迫宝宝用右手，使用双手反而会促进大脑的发展。

（二）语言——正式学说话的开始

语言的创造和使用是人类区别于动物的主要标志之一。宝宝从第一声啼哭，到不传达意思的咿呀声，到叫第一声"爸爸""妈妈"，再到说完整的句子，熟练运用母语，向我们勾勒了神奇的变化。为什么宝宝会突然说很多话？是什么力量促使他们在短时间内学会复杂的语言呢？

1岁以前是宝宝语言形成的准备阶段，这一阶段的宝宝虽然没有开口说话，但他们却在学习说话。他们的大脑就像海绵一样，随时随地从有声的环境中汲取"营养"。经历了近一年的准备阶段，宝宝从1岁左右开始就要正式说话了。1～2岁是儿童语言发生发展的阶段，语言发生体现在语言理解和语言表达两个方面。

1. 语言理解

如果细心观察，父母就会发现，1岁左右的婴儿认识了日常生活中接触的人或物的名字，同时他能理解简单的要求，当你问宝宝"爸爸在哪里呀？"宝宝会把头转向爸爸所在的位置。

1～1.5 岁时，孩子对对话的兴趣日益增加，他会竖起小耳朵认真地听周围人交谈，此时宝宝的语言理解能力已经相当发达。比如，宝宝已经了解了人体的组成部分，孩子可以在无人帮助的前提下，自己指出眼睛、鼻子、嘴巴的位置；"吃""睡觉""玩"等动词对于宝宝来说已经具备了具体的含义。别看此时的宝宝说话少，他们理解到的要比说出的话多很多。有一个有趣的现象，你的宝宝会把"猫猫""狗狗""玩具熊"等带毛的东西通通称为"毛毛"，但如果你把"猫""狗""玩具熊"的图片给他，然后问宝宝"哪一个是猫？"他一定会给你指出对应的正确图片。

2 周岁时，宝宝完全可以理解较长的句子了。

2. 语言表达

1 ～ 1.5 岁的儿童理解语言的能力在飞速发展，但这一阶段能说出的词语很少。宝宝经常用一个词代表一个完整的句子。

听

宝宝张开双手说"妈妈"，可能他要表达的意思是"请妈妈抱我！"

看

宝宝指着桌子上的苹果说"果果"，可能他要表达的意思是"妈妈，我要吃苹果"。

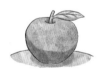

细心的妈妈会发现，此时宝宝的说话特点多为单音的重复，比如"瓶瓶""猫猫""果果"等。

1.5 ～ 2 岁的宝宝是语言的活跃期，随着宝宝词汇量的增加，宝宝说话更加主动，"词语大爆炸"是这个阶段的代名词。1 岁 6 个月的宝宝经常挂在嘴边 20 个左右的单词，21 个月的宝宝能说出 100 个左右的单词。2 岁以后，宝宝会逐渐说出完整的句子，完整句的数量和比例随年龄的增长而增长，到

6岁左右，儿童能够使用98%的完整句，妈妈们敬请期待吧！

父母们经常听到1～2岁的宝宝在表达对别人的感谢时，经常把"谢谢你"说成"谢谢我"，这是什么原因呢？这是因为人称代词（你、我、他）以及与之对应的物主代词（你的、我的、他的）是具有相对性的词，2岁前的宝宝还分不清"你""我"。这是宝宝语言发展中的必经之路，所以父母们不要着急，更不要责怪宝宝。

（三）认知

宝宝最初只有感知觉（视、听、嗅、味、触）和原始的记忆及注意，到一岁半左右，才出现想象和思维，拥有完整的认知过程需要到2岁的时候。

1. 注意——无意注意为主

经常听到父母们抱怨："我家宝宝什么都好，就是注意力不集中，不知道以后上学怎么办？"那么，您是否了解什么是注意？是否了解各个年龄段宝宝注意持续的时间？如果您了解了这些可能就会打开不一样的心境。

所谓注意，是心理对一定对象的指向和集中。我们平常所说的"聚精会神""目不转睛"描述的就是注意的特点之一，即注意的集中性，比如宝宝在搭积木的活动中，眼睛一直盯着积木，小手一直在搭着积木，他们此时的视觉、触觉、思维都集中在这一件事上。事实上，注意还有另一个特点，那就是指向性，即选择性，也就是宝宝会关注哪一个对象，一般来说，宝宝会执着于自己选择的对象。

1岁1个月～1岁3个月的宝宝，能找到先后藏在两个位置的物品，但前提是宝宝必须看到藏的动作才能找到。1岁3个月～1岁6个月的宝宝就更厉害了，不论在什么情况下藏起来的物体他们都能找到，而且他们已经掌握了一个规律，两个物体不能同时出现在同一位置，除非小的物体藏在大的物体里面。瞧，此时很多宝宝正在尝试打开大盒子看看里有什么好玩的呢。此外，宝宝的注意以无意注意为主。所谓无意注意，就是宝宝的注意没有预定的目标，也不受意志的支配。一岁半的宝宝只能集中注意 5 ~ 6 分钟。随着年龄的增长，注意的对象逐步明确，注意的时间越来越长。

2. 记忆——小宝宝有记忆能力

成人很难回忆起 3 岁以前的事情，所以想当然地认为 3 岁以前的宝宝是没有记忆的，事实真的如此吗？如果 3 岁以前宝宝有记忆，又为何难以回忆呢？

所谓记忆，就是把感知、思考和体验过的事物保存在大脑中的过程。事实上，新生儿从开始就有最简单的记忆，宝宝会记住吃奶的姿势，4 ~ 5 个月的宝宝能记住母亲和其他亲人。宝宝在 1 ~ 2 岁后，随着语言的发展，记忆能力逐步增强。比如，此时的宝宝可以记住自己经常玩的玩具、记住几个好朋友的名字等。更厉害的是，1 ~ 2 岁的宝宝产生了符号表象记忆的能力，也就是说，当妈妈说"苹果"的时候，他们的小脑袋中已经有了关于苹果的表象。

那成人为何很难记起 3 岁以前的事呢？这是因为，3 岁以前儿童脑皮质各个区域还没有完全成熟，脑各个区域的成熟是有先后顺序的，后发育的脑区结构控制了先发育的脑区结构，也就妨碍了原先记忆的东西，所以出现了"童年健忘"现象。

3.思维——思维萌芽阶段

思维是在宝宝感知觉、语言、记忆等心理发展的基础上产生的。1岁以后的宝宝在语言发展的基础上出现思维的萌芽。你一定发现了这一阶段的宝宝会出现什么东西都要用自己的小手动一动、玩一玩的现象。他们会把一个玩具拆掉，然后自己重新组装。在动手的过程中，宝宝的思考在进行，当他们动作停止时，思维也就停止了。也就是说宝宝2岁以前，甚至3岁以前的思维属于"直观动作思维"，这种思维方式的概括水平很低，更多依赖于感知觉和动作进行思考，动作和思维像一对双胞胎，形影不离。2岁以前是宝宝思维的准备阶段。所以，妈妈应允许宝宝这一阶段在安全范围内多动手多尝试。

动作、语言、注意、记忆、思维之间是相辅相成、互相联系、互相促进的。动作的发展会影响语言、记忆、思维等方面，语言的发展也会影响记忆、思维等方面，所以父母切不可剥夺这一年龄段的宝宝任何一方面的体验。

（四）情绪与社会交往

1.情绪情感发展——复杂情绪出现

情绪在心理活动中的作用是其他心理过程所不能代替的，良好的情绪对于宝宝的语言、认知的学习都有促进作用。那么宝宝是出生就拥有了人类的所有情绪吗？宝宝们的情绪又是如何发展的？

宝宝7个月以前就有了兴奋、快乐、痛苦、惧怕、厌恶、愤怒等基本情绪，但是有些复杂情绪需要在宝宝1～2岁时才会拥有。复杂情绪的获得和宝宝自我意识的发展是密不可分的。1岁左右，宝宝可以把自己和他人以及别的物体分开。很少有1岁的宝宝把自己的小脚丫当玩具啃了，因为他们已经意识到小脚丫是自己身体的一部分，这就是宝宝的自我意识。宝宝1～2岁时，随着自我意识的发展，也就产生了复杂的情绪，比如尴尬、害羞、内疚、嫉妒和骄傲。

2. 社会性发展——物品交往

社会性发展包括亲子关系、同伴关系、性别角色等方面。亲子关系和同伴关系既是儿童社会性发展的重要内容，又是影响儿童发展的重要因素。

1岁以前，宝宝主要寻求与妈妈的亲子依恋。但1～2岁，同伴关系就在宝宝的社会性交往中占据了一席之地。宝宝开始对曾经见过2～3次面的伙伴表现出更多的接触，他们开始在一起做游戏，展现出初步的同伴间交往能力。但是，宝宝这一阶段的交往是以物品为中心的交往，他们把大部分注意力都指向了玩具或物体，而不是指向儿童。妈妈们经常发现，当两三个该阶段的宝宝在一起玩耍时，他们都沉浸在自己的玩具中。

不同性别下的游戏行为，比如男孩子喜欢卡车、女孩子喜欢布娃娃的现象，需要到2岁以后才初步产生。

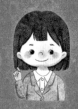

三、发展任务

婴儿一生下来就有很多潜能，但如果不给予丰富的环境和刺激，婴儿的很多潜能就发挥不出来，就会错过学习与发展的关键期。关键时期，关键养育。作为家长，如何帮助宝宝完成从出生到1岁的发展任务，助力宝宝顺利起航呢？下面从生长发育与健康、动作、语言、认知、情绪与社会交往五个方面阐明1岁婴儿的发展任务。

（一）生长发育与健康

这一年龄段的宝宝乳牙逐渐长全，行走得越来越平稳。很多新手妈妈既觉得欣喜，又觉得苦恼，不知自己是该限制孩子的一些举动，还是可以做些什么来促进宝宝的健康成长？别着急，您会在这里找到答案！

1. 培养良好的饮食习惯

在饮食方面，1~2岁的宝宝不再以吃母乳为主，而是开始吃五谷杂粮，之前的辅食向主食转变。父母必须保证宝宝每日摄入充足的营养。

首先，宝宝的膳食必须定时定量，以保证宝宝胃肠消化功能的正常发育，形成良好的条件反射。妈妈们可以坚持"三餐两点"的原则。所谓三餐两点，就是每天保证规定时间内三餐的进食，同时在上午和下午为宝宝提供适量的点心、水果。需要提醒妈妈们的是：尽量少给宝宝吃零食，一是零食会占据宝宝的小肚子，从而导致宝宝正餐的摄入量不足，营养不达标；二是不利于宝宝养成良好的饮食习惯。

其次，给宝宝吃的食物要做到色香味俱全，以激发宝宝的食欲。过酸、过甜、过咸、油腻、过烫、过凉的食物都不适合宝宝吃，以免损伤其味觉。每天的饮食要做到荤素、稀干、肉菜的合理搭配。食物清淡、细软也是必须的要求。

最后，父母要注意培养宝宝吃饭的积极性，使其养成良好的饮食习惯。宝宝自从学会走路，学习任何事物的积极性都极高。瞧，你的宝宝已经不能满足于妈妈喂饭了，他开始和你抢勺筷，这可愁坏了不少妈妈。事实上，从宝宝出现独立吃饭的欲望开始，妈妈们可以这样做：在喂食的同时，也给宝宝一个小勺，父母喂和宝宝自己吃同时进行，逐渐过渡到宝宝独自进食。值得注意的是，父母一定要从一开始就让宝宝正确握勺，切不可让宝宝养成错误的握勺习惯。宝宝初学吃饭，握勺姿势肯定错误百出，没关系，父母只要耐心地、一次又一次地把宝宝的错误姿势调整成正确的就可以了。只准动口不能动手的"填鸭式"喂饭对于这一阶段有强烈学习愿望的宝宝来说，只会适得其反，从而扼杀他们吃饭的兴趣。

妈妈们肯定担心："宝宝自己吃饭弄得到处都是，脏兮兮的。""宝宝自己吃饭太慢了。"等等。但事实上，如果可以促进宝宝的发展，这些小事是可以忽略或者解决的。父母千万不可干"丢西瓜保芝麻"的事！

2. 作息规律，培养良好的生活习惯

良好的生活习惯除饮食外，还包括睡眠、大小便、生活自理等方面。良好生活习惯的养成会为宝宝一生的发展奠定基础。

睡眠方面，大多数宝宝 1 岁以前会在上下午睡两觉，但 1.5 ～ 2 岁时，应调节为中午睡一个大午觉，这一阶段的宝宝睡眠总长度应达到 12 ～ 14 小时。建议宝宝采用这样的作息：早上 7：00—7：30 起床，午睡两个半小

时左右，晚上8点—8点半睡觉。在宝宝需要休息时，父母一定要尽可能地为宝宝创造光线较暗、安静的睡眠环境，将干扰宝宝睡觉的玩具拿出卧室，以便宝宝尽快、高质量地入睡。每天规律的时间，有条不紊的生活对于宝宝将来养成自律意识也有很大帮助。当然，宝宝作息规律的前提是父母或者照护者作息规律，这时候就需要照护者去适应宝宝的作息，可能这是一件既简单又不容易，却不得不做的事。

大小便习惯方面，父母要注意1~2岁宝宝的排便规律，从这一阶段开始培养宝宝大小便的习惯。当宝宝学会走路后，建议父母不要再使用尿布或者尿不湿，而是要让宝宝主动坐坐便器，在固定的地方大小便，不要让宝宝在坐便器上吃食物。

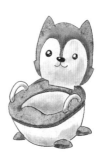

需要提醒妈妈的是：

可以训练宝宝大小便，但不可过度，在宝宝没有大小便需求时，强制训练也是没有意义的，但如果发现宝宝玩的兴奋时出现憋尿现象要及时提醒。

卫生习惯方面，从新生儿起就要给宝宝养成每天洗澡、大便后冲洗臀部的习惯。还要给宝宝定期剪指甲。从宝宝1岁开始，父母就可以尝试教宝宝用洗手液洗手了。同时，引导宝宝养成饭前便后洗手的良好习惯。

（二）动作

1973年，丹尼斯发布了对黎巴嫩孤儿院里的一些孩子的跟踪研究报告。这些婴儿出生后的前两年大部分时间是在婴儿床上度过的。他们很少坐立，也很少和人玩耍。这些孩子都是出生后不久就进了该孤儿院。孤儿院里孩子多、护士少。他们在1~2岁时，没有一个会走路，只有不到一半的婴儿可以独立坐立。在3~4岁的儿童中，只有15%的人可以很好地独立行走。父母们是不是很震惊？我们绝对不能忽视经验与练习在宝宝动作发展中的关键作用。如果宝宝没有机会练习动作技能，那即使他们的生理条件已经成熟也很难很好地掌握这些技能。因此，父母千万不可剥夺宝宝获取经验的机会，而是要给宝宝创设安全的行走环境，给宝宝更多自己动手的机会。

1. 创设安全行走的家庭环境，安排适当的户外活动

妈妈们一定注意到了，刚会走的宝宝走起路来跌跌撞撞，好像下一秒就会摔倒。很多新手妈妈为了防止宝宝摔倒，采取了比较极端的方式，那就是尽量抱着宝宝，减少宝宝走路的机会，殊不知这严重剥夺了宝宝练习的机会。

其实，妈妈们完全可以换一种视角，既然宝宝有摔倒的可能，那我们就给宝宝提供安全、有秩序的环境，把摔倒后的危险性降到最低。

1

妈妈可以在宝宝行走的区域铺上软硬适中的地垫，随时清理掉地下的玩具，以免宝宝摔倒后被磕伤。

2

家里的茶几、桌子等有尖锐角的家具是最容易弄伤宝宝的地方，要用防撞角把这些尖锐的角包起来。

父母应该多带宝宝到户外活动，宝宝沐浴阳光会促进钙的吸收，增强体质。同时，多彩的世界既可以丰富宝宝的感官刺激，也可以使宝宝较快适应外界的环境。宝宝每天户外活动的时间最好不少于2小时，当然户外活动的具体时间要根据季节、天气情况等做出相应的调整。比如，夏天最佳的户外时间是上午8点至10点，下午4点至6点，紫外线太强时不要带宝宝出门，以免晒伤皮肤。在户外活动场地的选择上，应该选择空气清新的公园、草坪、广场等地，沙、水、树叶等自然材料都可以是宝宝的玩伴，要尽可能多地让宝宝与自然亲密互动，这样对宝宝的身心大有好处。

2. 给宝宝动手操作的机会，促进宝宝精细动作的发展

1～1.5岁的宝宝经常以"扔东西"为乐，扔完东西之后，他们会哈哈大笑，但却愁坏了父母。实际上，这是这个年龄段宝宝的一种游戏方式，对宝宝精细动作的发展、手眼协调训练都有帮助。妈妈们可以为这一阶段的宝宝提供一些适宜扔玩具，如海洋球、跳跳人等。

正如案例一所描述的，很多妈妈们也发现这一年龄段的宝宝经常出现乱涂乱画的现象，这使得新手妈妈很苦恼。有的妈妈用武力解决，有的妈妈不让宝宝接触蜡笔。这两种都是极端的解决方式，治标不治本。虽然家里的墙壁保持了整洁干净，但宝宝的发展却受到了限制。实际上，乱涂乱画是婴儿的一种特殊表达方式，宝宝在乱涂乱画中锻炼了手部的精细动作。父母要鼓励宝宝涂鸦，接受宝宝这段时间无规则地画画，激发孩子的"创作"欲望。针对宝宝乱涂乱画的现象，妈妈可以以宝宝身高为参考，开辟出一块空间供宝宝"创作"，同时引导宝

宝在纸上画画。

除了涂鸦外，空瓶子、积木也是宝宝乐此不疲的玩伴。妈妈可以给1~2岁的宝宝准备空瓶、小丸子，然后引导宝宝用拇指、食指夹起小丸子装到瓶子中。同时，妈妈可以通过示范教宝宝叠积木，从只能叠1块过渡到可以叠4~6块积木，很快，到2周岁时，宝宝就可以达到叠6~9块的标准。但是，父母一定要在这一阶段高度注意，避免宝宝将小物品放入口中而造成危险。

探索实物、操作摆弄是1~2岁宝宝游戏的主要形式。所以，父母要为宝宝提供充足的玩具。比如，木马、球、积木、拼图、空瓶子、杯子、盘子、桶、蜡笔、布书等都可以作为妈妈们的选择。

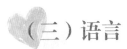

（三）语言

1~2岁时，是宝宝语言敏感期，大部分宝宝从开口说话逐渐向"语出惊人"发展。没有人知道是什么决定了一个宝宝从何时开始说话，这仍然是人类早期发展方面的未解之谜，但值得肯定的是，父母在孩子的语言发展中具有重要作用。

1. 创设交流的语言环境，发挥父母作用

要想让宝宝尽快地学会说话，父母不能心急。狼孩的例子已经充分向我们说明宝宝学习语言最重要的是接受语言环境的刺激，让宝宝多听多说。

首先，父母在和宝宝说话时，要有意识地放慢速度，吐字发音要清楚，语气要温柔、充满感情，尽量说简单的句子来表达意思。

其次，抓住一切机会对宝宝说话，不要嫌麻烦和啰唆，正是在对父母语言的不断模仿中，宝宝积累了大量的词汇。研究表明，婴儿掌握的新词中，约有三分之二是通过父母与其日常有意无意的交谈而获得的。喜欢而且善于

与孩子交谈的父母，其子女的语言能力明显高于那些寡言少语的父母所带的孩子。

最后，父母需要注意的是，自己要多说，多与孩子交谈，但这种交谈不是单方面的。父母的表达很重要，倾听宝宝并予以回应也同样重要。

1 岁以前

虽然他们此时是用简单的词表达自己的需要，而且在发音、语法上错误百出，但父母也要鼓励宝宝多说，面对宝宝的错误，只需在内容和事实上对宝宝进行纠正，不需要在语法上纠正。但是，父母也需要不断重复正确的句型。

1.5 岁以后

很多宝宝化身"小话唠"，说各种千奇百怪的话，提出各种问题。这时候父母经常觉得烦，选择抱怨或者搪塞宝宝，这是万万不可的。

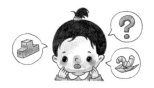

父母正确的做法是耐心地倾听，及时给予宝宝回应，维持宝宝的求知欲，为宝宝以后的积极思考奠定基础。

2. 通过多种方式促进语言发展

唱儿歌、亲子阅读等方式都可以用来促进宝宝语言的发展。宝宝多大能看书？对这个问题的回答最准确的应该是：尽早开始早期阅读。每天晚上父母可以为宝宝讲睡前故事。很多妈妈一个故事只给宝宝讲一次，这种做法实际上不完全适合低龄的宝宝。父母可以尝试给宝宝重复讲一个故事，父母会惊奇地发现：宝宝可以反复听一个故事，十天半个月也不烦，反复听故事是宝宝主动学习和体验情感的过程，也是宝宝在体验掌控感。当宝宝1岁7个月～1岁12个月时，对阅读图画书的兴趣更加浓厚，此时父母在给宝宝讲故事的同时，还可更进一步与宝宝一起亲子共读，一边给宝宝看图一边讲解。宝宝一定会用心倾听你的讲解，也会对着书说出自己奇特的想法，父母要及时回应宝宝。此外，白天时，父母可以唱儿歌，和宝宝一起随着音乐律动，让宝宝感受语言和音乐的美妙。

如果家里的成人爱看书、看报，妈妈会发现宝宝也会和成人抢着去看。此时，父母可以抓住机会，把书上显眼的、简单的字，比如说大、小、一、二等字指给宝宝看，并在平时去超市、森林等地方遇到这些字时重新指给宝宝。值得注意的是，此时宝宝认字是以整个字为单位，还不具备拆字的能力。所以，对于认字，父母不能心急，也不要因为宝宝没有记住自己已经教过的字而苛责他。

❗研究表明：婴儿多说话会给大脑皮层以刺激，使大脑血液量增加，改善大脑供氧，从而产生益智健脑的功效。所以，父母千万不要忽视对宝宝语言能力的培养。

（四）认知

1～2岁时，宝宝开始进入细小事物敏感期。这一阶段的宝宝，经常关注父母不注意的一些细小东西，如蚂蚁、小石头、线头、小纸屑、头发丝等。如果你带宝宝到公园，你会发现，他们对花草树木、健身器材置之不理，反而执着于一次又一次捡起地上的小石头并放到固定的位置，或者重复着捡起扔掉的动作。这种现象往往使父母很疑惑：我的宝宝怎么这么奇怪？其实，父母不必惊慌，这是宝宝的"细小事物敏感期"到了，父母可以尽情地欣赏宝宝。等过段时间，这些举动又会奇迹般地消失。所以，一旦发现宝宝进入了细小事物敏感期，父母就要抓住这一敏感期进行有效的指导、教育。

1. 尊重宝宝收集小东西的意愿

正如案例三所描述的那样，朵朵对她收集的小纸屑的珍视远远超出了妈妈的想象。事实上，宝宝集中注意力去观察这些细小事物，并不是物体本身有什么神奇特点吸引了宝宝的注意，而是宝宝探索世界、发展思维的体现。他在通过自己的观察体验发现、探究的乐趣。小线头、小纸屑对宝宝的危险性不大，成人应该允许宝宝去尽情地观察、探索这些事物。如果可以，父母也完全可以加入到宝宝的探索中，体验不一样的世界。如果宝宝最近执着于用小盒子收集这些小事物，请父母尊重宝宝，保护宝宝探索的心理和行为。

父母需要尊重此时宝宝对细小事物的关注，但同时也要提高警惕，对于存在危险的小物体，父母要将它们放到宝宝视线不可及的地方。如药丸、樟脑丸、干燥剂等，一旦被宝宝误食会很危险，所以家长不能掉以轻心，在这个阶段宝宝身边必须每时每刻有成人陪伴。

2. 采取恰当的方式培养宝宝的观察力

每个宝宝都会经历细小事物的敏感期，在这个阶段，宝宝的观察力远远高于成人，超乎父母的想象，简直就是"小科学家"。如果父母抓住这一敏感期进行合理引导，长大后他们会有惊人的观察力和探索能力。反之，如果在这一阶段父母阻止宝宝接触细小事物，宝宝一开始玩纸屑，就从宝宝手中夺过来，生怕搞得家里满地纸屑。这样做必然会打消宝宝观察和探索事物的积极性，那么，他长大以后可能变得粗心。因此，抓住关键期进行培养是非常重要的。具体应该采用什么方法培养宝宝的观察力呢？现在就给父母们支支招。

父母可以与宝宝一起寻找图片的相同点。给宝宝准备形状、水果、动植物等图片，其中相同图片和不同图片混杂。父母先拿一个目标图片，让宝宝找到与目标图片相同的图片。父母也可以指出图片上的细节，让宝宝寻找哪些图片上还有这个细节。比如说，妈妈拿了一张带有绿叶的红苹果的图片，可以让宝宝找另外一张红苹果的图片；也可以让宝宝找带红色的图片；还可以让宝宝找哪张图片上有绿叶；等等。此外，可以与宝宝一起对比寻找图片的不同。也可以种植花草，让宝宝观察花草每天的变化，妈妈帮助宝宝用图画、相片等多种形式记录这种变化。

　　1～2岁的宝宝很难具备有目的、有计划观察的能力，他们的观察冲动很大一部分来自生命本身的冲动，是一种内在发展的需求。所以，父母不要纠结于孩子观察的时间长度和细致程度，最重要的是维持宝宝观察的兴趣，不扼杀宝宝对细小事物的探索。

（五）情绪与社会交往

　　父母都认为宝宝的智力水平对以后的学习起着至关重要的作用，但是当今社会越来越体现出情商的重要性。宝宝1～2岁时，父母要帮助他们认清和克制自己的情绪，理解他人的情绪，教会宝宝如何与同伴相处。

1. 家长的积极情绪会影响宝宝

"父母有好脾气，情绪稳定，宝宝的脾气也不会太差；父母脾气暴躁，经常吵架，那肯定孩子的脾气也好不到哪里去。"这个现象，想必爸爸妈妈从周围的例子中不难发现。事实也的确如此，妈妈的一举一动都会在潜移默化中感染宝宝，这就是代际传递的表现之一。所以，聪明的父母很少在宝宝面前摔东西、发脾气，因为他们知道这样做对宝宝造成的心灵伤害是无法弥补的，父母面对宝宝要时刻提醒自己保持耐心，不要让坏情绪影响到宝宝。可能，你晚上下班回家后，身心疲惫，而你的宝宝却缠着你和他一起做游戏，你有些不情愿。如果真的很累，你可以耐心地告诉宝宝："妈妈有些累了，和妈妈一起休息一会儿，然后我们再做游戏。"但在与宝宝亲子游戏的过程中，请你始终保持积极与热情，父母的积极情感是宝宝学习与发展的助推器。

感知他人情绪，是宝宝社会化学习与发展的重要内容之一。在面对宝宝时，你的表情和情绪要一致：鼓励和赞扬宝宝时，要面带微笑，情感积极；阻止宝宝的错误行为时，要表情严肃。在这个过程中，观察宝宝能否根据你的表情、情绪变化调整自己的动作。如果发现宝宝理解他人情绪的能力稍弱，你可以用语言辅助。比如，"现在妈妈很高兴""妈妈生气了"，等等。此外，在给宝宝讲故事的过程中，父母要注意绘本中情绪情感的变化，用夸张的表情和语言讲述绘本对宝宝体验他人情绪会有很大帮助。

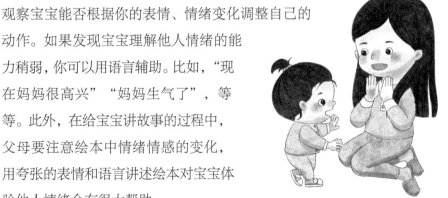

2. 鼓励宝宝交往，培养宝宝的合作精神

宝宝交往能力提高的前提是给宝宝寻找小伙伴。所以，父母平时要多带

宝宝去公园、广场等小朋友们比较多的地方，鼓励宝宝主动与小伙伴交往。比如，告诉宝宝："你可以和小弟弟说，我可以和你玩吗？"可能这一阶段宝宝受语言表达限制，只会说出"玩"或者"一起玩"，这完全可以。比如，父母外出时多带点玩具，让宝宝主动给其他小朋友分享玩具，等等。当然，交往能力的提高离不开合作精神，这一方面的培养可以贯彻到日常生活中进行。我们知道，这一阶段，宝宝迷上了涂鸦，妈妈完全可以抓住这个机会，与宝宝一起涂鸦。在涂鸦前进行分工，划定宝宝涂鸦的区域和妈妈可以涂鸦的区域；妈妈也可与宝宝一起做家务，妈妈扫地，孩子擦桌子，等等。交往能力和合作精神的培养都需要经过很长时间，甚至孩子小学以前都在做这件事情，所以，父母不要急于求成，而是要开动脑筋，用多样的方法促进宝宝交往能力的发展，让宝宝在轻松愉悦的活动中茁壮成长。

教育上存在"倒三角"理论，就是说孩子越小，父母越要重视，越要进行高质量的陪伴。6岁以前养成的良好习惯会让宝宝受用一生，宝宝长大后，父母的教育会省力很多。因此，父母一定要重视对低年龄段的宝宝的养育和教育。

1岁1个月~1岁6个月

- 1岁1个月~1岁6个月宝宝的特点
- 1岁1个月~1岁6个月宝宝的养育指南
- 1岁1个月~1岁3个月宝宝的学习与教育指南
- 给爸爸妈妈的建议（针对1岁1个月~1岁3个月宝宝）
- 1岁4个月~1岁6个月宝宝的学习与教育指南
- 给爸爸妈妈的建议（针对1岁4个月~1岁6个月宝宝）

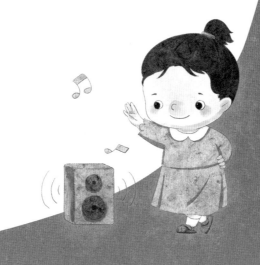

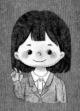

一、1岁1个月~1岁6个月宝宝的特点

(一)生长发育特点

1. 身高和体重

1岁6个月时,男孩平均身高83.1厘米,女孩平均身高81.9厘米。

1岁6个月时,男孩平均体重11.3千克,女孩平均体重10.7千克。

发育指标	男孩	女孩
平均身高/厘米	83.1	81.9
平均体重/千克	11.3	10.7

2. 头围和胸围

男孩1岁6个月时,平均头围47.4厘米,女孩平均头围46.4厘米。

出生后第二年,由于胸廓横径增长较快,胸围逐渐大于头围。男孩1岁6个月时胸围平均为48.4厘米,女孩为47.0厘米。

发育指标	男孩	女孩
平均头围 / 厘米	47.4	46.4
平均胸围 / 厘米	48.4	47.0

3. 牙齿

一般到 1 岁时，孩子已长出 6 ~ 8 颗切牙，接着长出左右 4 颗前磨牙。一岁半时约有 12 颗牙。

（二）心理发展特点

1. 运动技能方面

1 岁以后，孩子抓住父母的手或床的栏杆能走一段路。1 岁 3 个月时，大部分孩子可以不抓任何东西靠自己的力量站住，然后独自行走几步。开始时，孩子因头大脚小，全身的骨骼肌肉组织还比较弱，常会把两臂伸开，有时甚至横着走，以保持身体平衡。到了一岁半左右，几乎所有宝宝都可以走得很稳。孩子还喜欢学习爬高、越过小障碍等比较复杂的动作。

这一时期，孩子的手指动作已经很灵巧了，他们喜欢翻书，用笔涂画，自己会用勺把饭送到嘴里。

2. 认知方面

孩子这时期的感知觉、记忆力都有了较大发展，可以指认身体的具体部位，能识别圆形及圆形的物品，识别 1 ～ 2 种颜色。一岁半左右，孩子会看图指物，并且能认识自己的东西，如衣服、鞋、袜等。也开始知道简单的因果关系，并能在一堆物品中挑出不同的物品。

3. 语言方面

这个阶段，孩子理解语言的能力发展很快，能听懂许多话，对大人说的很多词句，都能做出正确反应。一岁半时，孩子可以理解的词已有几十个。

孩子最先理解的是他经常接触的周围物体的名称，如"灯"；其次是对成人的称呼，如"妈妈""爸爸'；还有就是玩具和衣物的名称，如"气球""帽子"等；再就是身体和脸部各部位的名称。

1 岁时

  会说出 1 ～ 2 个词，如说"抱"，表示要大人抱抱。

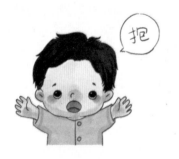

1 岁 3 个月时

  会说出 2 ～ 3 个字组成的短句，如"宝宝吃""妈妈抱""要去"等。

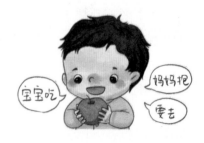

1 岁 4 个月以后

　　能有意识地说出 6 ～ 8 个字，能说
出自己的名字和年龄。这个阶段的宝宝常
常用同一个词代表一个句子，所以只有周
围熟悉他的人才能听懂宝宝所说的话的意
思。

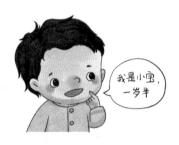

4. 情绪方面

　　学会行走和使用物品，能使孩子从自己的实际行动中获得到愉快感。当
孩子被要求做自己不喜欢的事情时会说"不""不要"，说明孩子有了一定
的自主性，并能用语言、动作表情等来表现情绪。这个年龄段的孩子开始发
展同情心和爱心，如当看到别的小朋友哭泣时，也会流露出难过的神色。

5. 社会行为方面

　　这个时期，孩子对小伙伴表现出极高的兴趣，有时会追在同伴后面玩，
有时会抢同伴的玩具或被同伴抢去玩具。由此，孩子慢慢学会了与人相处及
游戏的规则。

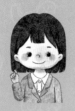

二、1 岁 1 个月～1 岁 6 个月宝宝的养育指南

（一）育儿要点

1

习惯养成宜早不宜迟。

2

宝宝生活要规律。

3

常带宝宝到户外散步。

4

为宝宝设置专用卫生角。

5

为宝宝提供一个安全、清洁的环境。

6

预防接种要按时。

7

就餐前的情绪调节很重要。

8

满足宝宝独立吃饭、喝水的要求。

9

不宜穿过于华丽精致的服装。

（二）营养与喂养

1. 一岁半宝宝的膳食需求

一周岁的宝宝刚刚断奶，加上乳牙不全（一般只有 6 ～ 8 颗乳牙），咀嚼能力差，消化机能弱，对膳食有特殊的要求。

宝宝断奶后，豆浆和牛奶是最好的代乳品。豆浆和牛奶营养丰富、富含钙质，有利于宝宝的吸收，所以为了保证营养，每天须摄入 250 ～ 500 毫升。

宝宝的膳食应为三餐二点制，上午和下午各加一次点心。点心每次不要吃得太多，距三餐的间隔时间不要太近，否则会影响宝宝对正餐的兴趣和进食量。

膳食中的主食应粗细搭配，不要过精。常给宝宝吃点粗粮，可避免出现维生素 B1 缺乏症；如果每餐能够摄入多种谷类食品则更好，可以增加营养素的吸收率。

水果和蔬菜是宝宝必不可缺的食物，能给宝宝提供大量的维生素 C 和矿物质。宝宝每日蔬菜量的一半应为橙色或绿色蔬菜。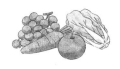

肉类、豆类和谷类，主要为宝宝供给蛋白质；蛋黄和瘦肉中所含蛋白质最多，宝宝一日三餐应保证有鸡蛋和瘦肉。

宝宝对食物的适应力较差，因此不要给宝宝吃有刺激性的、油腻的、过甜、过咸、过硬、过凉的食物，以免引起呕吐、消化不良或腹泻等。

烹制的食物要形美、味香、色诱人，可以把不同颜色的食物搭配在一起，或者同一种食物采用不同的烹调方法，使食物多样化，以促进宝宝的食欲；还要制作得软、细、碎，以利于宝宝咀嚼消化。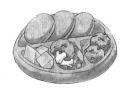

1~2岁宝宝每日所需的食物种类及数量参考表

食品种类	食品名称	每日用量/克
谷类	面粉、米、玉米面、挂面、饼干等	150～180
豆制品类	豆腐、豆干、豆粉等	20～30
肉类	鱼、鸡、肝、瘦肉等	40～50
蛋	鸡蛋、鹌鹑蛋等	40
蔬菜、鲜豆（绿叶占1/2）	小白菜、胡萝卜、柿子椒、油菜、芹菜、西红柿、大豆、扁豆、豌豆等	50～100
水果	柑橘、苹果、梨、香蕉等	150～200
白糖		10
植物油		20～25
牛奶或豆浆		250～500（毫升）

❶ 宝宝刚出生就可以听到声音了，但他们不知道声音从何而来，也不能分辨不同的声音。这时他们的听觉反射是简单的"惊吓反射"。所以说，新生儿常常会由于突然受"惊"哭起来。

2. 怎样保存食物中的营养素

要保存食物中的营养素，爸爸妈妈必须采用正确的烹饪方法。

购买蔬菜时应尽可能选择新鲜的，由于蔬菜容易受农药污染，应将买来的蔬菜放在盐水中浸泡20～30分钟，然后清洗干净。菜要先洗后切，现切现炒，以免维生素从叶脉断出的地方随水分或氧化而流失；切好的蔬菜要用器具盛放好再加盖，避免因空气和阳光的作用而使蔬菜中的维生素丢失。

炒菜时，要急火快炒，也可用淀粉勾芡，使汤汁浓稠，并与菜肴融合，以免营养素流失。最好是现炒现吃，不要有剩菜。如果蔬菜需要用水煮，应该等水开了以后再放菜。一般情况下，青菜不宜先过热水再炒，但菠菜和苋菜等除外。许多爸爸妈妈习惯将煮菜的水全部倒掉，其实这样做是不对的，菜水中含有大量的维生素，应尽量将其做成汤喝掉，以免大量的维生素流失。

烹饪肉食，最好将肉切成肉末、细丝或小薄片，急火快炒。大肉块要先放入冷水内用文火炖，烧熟煮透，骨头要拍碎加少许醋，以促进钙的溶解。

淘米时不要在流水下冲洗，不宜浸泡，也不宜用力搓，漂洗 2～3 次即可，以免造成维生素的流失。做米饭的时候，最好蒸饭或焖饭，不要捞饭，以避免营养素从米汤中失掉。煮粥时不宜加碱，以减少维生素 B1 的损失。

选择新鲜的、刚上市的水果，生吃或榨成汁，能够保留大部分营养素。

3. 宝宝常用食物的制作方法

粥 类

【豆粥】

红豆、绿豆、黄豆等各种豆类加米煮烂或大米粥内加豆粉煮熟。

【甜粥】

红薯、枣（煮熟后去皮、去核）、土豆等加米煮烂再加糖。

【菜粥】

粥类加炒熟的鱼、肉、肝脏等碎末或蛋花、菜末。

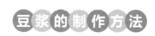

豆浆的制作方法

【湿制法】

大豆250克，加水至2000毫升，浸泡8小时后用破壁机或豆浆机打成豆浆。每1000毫升豆浆中加入食盐1克、乳酸钙2克、淀粉20克、蔗糖60克、煮沸20分钟即可饮用。

【干制法】

黄豆洗净后晾干与热沙同炒至微棕色，再用粉碎机磨成粉状，经细筛（筛直径0.5毫米）筛过，每100克黄豆粉中加入食盐1克、乳酸钙3克、熟淀粉20克、糖40克、食用时将水加到1000毫升即可。

软饭加炒熟的鱼、肉、肝脏、菜末，再煨烂。

面粉加土豆泥、红薯泥或豆腐粉，与适量鸡蛋或牛奶、糖或盐和葱花调匀，摊成软饼，也可在软饼内卷上豆沙、枣泥或果酱等，蒸熟即可。

4. 调味品的运用

为宝宝做的饭，主要是烹制出食物本身的风味。因此，调味品不宜放得过多，以清淡为宜，不宜使用刺激性的调味品，如花椒、酒、辣椒等，食盐和糖也不宜过多，否则不利于宝宝肠胃和牙齿的健康。

5.预防宝宝挑食、偏食

宝宝1岁时已会挑选自己喜欢的食物，如果处理不当，很容易使宝宝形成挑食、偏食的坏毛病。长期挑食、偏食，还会使宝宝营养失调，影响其身体的正常发育。怎样才能使宝宝不挑食、偏食呢？

（1）食物品种、烹调方法要多样，以引起宝宝的食欲。爸爸妈妈应尽量让宝宝在一日三餐中吃到多种食物，使宝宝从小适应多样化的膳食。对宝宝不喜欢的食物，可在烹调上下功夫，将宝宝不喜欢吃的食物掺在他喜欢吃的食物里，让宝宝逐渐适应；日常生活中，可以给宝宝讲一些有关食物的小故事，以引起宝宝对各种食物的兴趣。

（2）以身作则。爸爸妈妈要做出榜样，不要在宝宝面前议论哪种菜好吃，哪种菜不好吃。为了宝宝的健康，爸爸妈妈应调整或改变自己的饮食习惯，不要以自己的喜好而让宝宝吃什么或不吃什么。

（3）不强迫进食。当宝宝不愿意吃某一种食物时，爸爸妈妈不要强迫，否则，会使宝宝产生精神负担，以后进食时，容易出现畏食情绪。

6.宝宝吃得时多时少怎么办

宝宝1岁左右时，由于消化功能较差，日常活动量不均匀，出现吃饭时多时少的现象，这是正常的，爸爸妈妈不必对此过于焦虑，而应着重于培养宝宝良好的饮食习惯。

（1）饮食定时。饮食定时有利于消化系统形成一定的活动规律，从而提高消化系统的功能。

（2）饮食定量。要根据宝宝每日对营养的需求安排膳食量，让宝宝每餐都吃一定量的食物，养成定量饮食的习惯。但如果宝宝某一餐进食量较少，也不要强迫其进食，以免造成厌食。

（3）**应按食谱安排宝宝每日的膳食。**爸爸妈妈可以依据宝宝每日所需的食物种类、数量和孩子的实际情况，考虑当时、当地的食品供应情况为宝宝编制食谱，并且尽量按食谱安排宝宝每日的膳食，这样，既省心又能使宝宝的膳食多样化，避免宝宝挑食、偏食。

7. 水果不能代替蔬菜

水果色鲜、味美，是宝宝喜欢的食物，其中含有维生素 C、纤维素和铁质，但水果不能代替蔬菜。水果和蔬菜的营养价值是不同的。蔬菜不仅是维生素的供给者，而且是无机盐和纤维素的主要来源。绿叶菜和橙黄色菜中含较多的维生素 A，且颜色越深，含量越高，尽管所含的核黄素量不多，但在膳食中是最重要的来源。绿叶菜还是钙的重要来源，有利于宝宝的骨骼发育。蔬菜中的纤维素，能促进肠蠕动，有利于排泄。因此，宝宝每天都要吃一定量的蔬菜。

8. 喝水的学问

水是人体重要的组成成分，宝宝对水的需要量相对比成人要多，拿水分占体重的百分数来说，婴儿为 70%，成人为 60%。1 岁以后，宝宝要自己走路了，活动量大，水分消耗多，应该多喝水才能满足身体的需要。能不能用牛奶、果汁代替水呢？仅仅靠牛奶、果汁中的水分是不够的，健康婴儿每天水的消耗量是每公斤体重需 120 ~ 160 毫升，这一数值随着年龄增长而变化。当然，宝宝每天究竟要喝多少水，爸爸妈妈还要灵活掌握，天气炎热、宝宝发烧及活动量大时要多喝水；天冷、食物中含水分较多或活动量小时，喝水就少。

宝宝 1 岁以后，爸爸妈妈可以为其准备水杯，让宝宝自己喝水。一开始，杯子里的水要少一些，以免宝宝把水洒在身上，宝宝自己喝水时，爸爸妈妈可以帮着扶一下杯子，过一段时间，宝宝就会自己拿着杯子喝水了。

由于宝宝的消化道黏膜相当脆嫩，经受不了过冷或过热水温的刺激。因此，烧开后冷却6小时内的凉白开是合适的，时间太长凉白开会被细菌污染。也不要将凉白开反复烧开，以免水中的重金属浓缩，不利于健康。

9. 水果怎样消毒

新鲜水果不仅含有丰富的营养素，还含有大量的膳食纤维，发挥着平衡膳食、改善消化吸收和排泄等重要生理功能，起着"体内清洁剂"的特殊作用。但是水果在生长过程中，要使用农药，再经过摘取、包装、运输、销售等一系列过程，就会有所损坏、污染。因此，给宝宝吃水果前一定要对水果进行消毒。

妈妈们可以用专用的果蔬清洗剂对水果，特别是葡萄、草莓、杨梅等进行清洗，还可以用快速消毒法对水果消毒，即用沸水消毒，既简便又经济，效果也好。

10. 维生素越多越好吗

我们都知道，维生素是维持人体正常代谢和健康所必需的物质。维生素在人体内不能自行合成，必须从食物中获得。如果人体不能从食物中获得足够的维生素，就会导致人体出现相应的营养缺乏症。那么，是否人体从食物中摄入的维生素越多越好呢？其实不然。比如，孩子摄入过多的维生素D，会引起中毒。据调查，6个月～3岁的孩子，每日吃5万～10万国际单位鱼肝油，3～6个月后会导致高血钙，进而引起慢性中毒，出现脱水、骨痛、食欲下降、恶心、呕吐、腹泻、便秘、烦躁等症状。所以，父母应遵医嘱让孩子服用维生素，以免因摄入过量而影响孩子机体的正常发育。

(三) 卫生与保健

1. 宝宝越胖越好吗

有些孩子营养过剩，又缺少活动，以致身体过于肥胖。而有的家长却认为孩子越胖越好，把肥胖视为孩子健康的象征。

一般来说，孩子的体重不超过标准体重的10%为正常，超过标准体重10%～20%为轻度肥胖，超过标准体重20%～30%为中度肥胖，超过30%就是过度肥胖了。

肥胖对孩子的身体健康不利，肥胖儿抵抗能力差，容易生病；肥胖也易导致孩子产生消极心理，如自卑、性格孤僻等；肥胖儿长大后还易患糖尿病、高血压、心脏病及其他疾病。

预防宝宝肥胖可以从以下几个方面采取措施：

避免进食过多热量。爸爸妈妈要为孩子建立合理的膳食制度和良好的饮食习惯，做到每餐热能适宜，各种营养素平衡。同时要进行生长监测，及早发现体重增加过快趋势。发现后及时调整，使孩子体重较快恢复正常水平。

参加体育锻炼，加快耗能。鼓励孩子自幼养成经常参加体育锻炼的良好习惯，这样既能增加热能消耗，预防肥胖发生，又能增强体质，加快生长发育，促进健康。

2. 怎样给孩子服用补液盐

水是维持生命不可缺少的重要物质。人体中的水约占体重的65%，但儿童体内水分则占体重的70%～75%，所以孩子身体对缺水的耐受力比成人差，在腹泻或呕吐时，容易发生体内水分和电解质的大量丢失，造成代谢紊乱，出现脱水酸中毒，因此，孩子发生腹泻或呕吐应及时口服补液盐。许多家长只给孩子喝白开水或糖水，这是不行的。如果一时买不到补液盐，可自制口服补液盐。口服补液盐的制作方法是：500毫升米汤，加糖20克，加盐1.5克，制成糖盐水。

3. 养成睡眠好习惯

科学研究发现，人的生长激素分泌量达到最高峰是在每天晚上的9点至凌晨1点以及凌晨5点至7点这两个时间段。为了保证孩子生长激素的正常分泌，就需要帮助宝宝养成良好的睡眠习惯。

（1）按时睡觉。在宝宝入睡前0.5～1小时，应让宝宝安静下来，不看刺激性的电视节目，不讲紧张、可怕的故事，不玩兴奋的游戏。晚上入睡前要洗脸、洗脚和洗屁股。睡前让孩子排空小便，脱下的衣服应整齐地放在一定的地方，要按时上床、起床。逐步形成按时主动上床、起床的习惯。

（2）自然入睡。宝宝上床后，晚上要关灯，白天应拉上窗帘，使室内光线稍暗一些。宝宝入睡后，成人不必蹑手蹑脚。习惯在过于安静的环境中睡眠的宝宝容易惊醒。只要不突然发出大的声响，如"砰"的关门声或金属器皿掉在地上的声音即可。要培养宝宝上床后不说话、不拍不摇、不搂不抱、自动躺下、很快入睡、醒来后不哭闹的好习惯。并让宝宝养成不蒙头、不含奶嘴、不咬被角、不吮手指、不把玩具放在床上或抱玩具入睡以及不把衣裤放在床上的好习惯。对不能自动入睡的宝宝要给予语言安抚，但决不迁就，要让宝宝学会自己调节入睡前的状态。不要用粗暴强制的手段、吓唬的方法使宝宝入睡。有的宝宝怕黑夜，可在床头安一个台灯，教会宝宝开关，能够自行控制，这有利于宝宝安然入睡。

超级链接

宁静益智

研究人员用小鸡做实验，发现高强度噪声可以在数小时内损害大脑细胞，仅持续两天，与耳朵连接的神经细胞便开始萎缩甚至死亡；也有研究表明，生活在宁静、柔和环境中的孩子智商较高，而生活在有噪声的环境种中导致智力发育障碍；法国的试验进一步显示，噪声在55分贝时，孩子的理解错误率为4.3%，而噪声在60分贝以上时，理解错误率则上升到15%。

爸爸妈妈应让孩子尽量避免各种噪声的干扰，有以利于智力发育和学习成绩的提高。

（3）**睡姿舒适**。1岁以后的宝宝已形成了自己的入睡姿势，要尊重宝宝的睡姿，只要宝宝睡得舒适，无论仰卧、俯卧、侧卧都可以。若宝宝睡的时间较长，爸爸妈妈可以帮助宝宝变换睡姿。如果宝宝上床前刚喝完奶，宜采取右侧卧位，这样有利于食物的消化吸收。需要提醒爸爸妈妈的是，由于宝宝在睡觉的时候，肠胃的蠕动速度变得缓慢，此时宝宝吃进去的食物并不能够及时地消化和吸收，可能会造成积食的情况，从而影响宝宝睡眠。所以入睡前不宜让宝宝吃过多的食物。

（4）**睡眠不安的处理**。有的宝宝夜里睡眠不安，易惊醒、哭闹；爸爸妈妈应查明原因，是白天受了惊吓，还是尿床等其他原因，要区别对待，给予针对性的处理。若怀疑宝宝患有躯体疾病，应及时去医院诊治。

4. 宝宝的房间

居室是孩子生活的主要场所。家长应为孩子提供适宜的居室环境。

（1）房屋朝向。 孩子的居室最好门窗向南，保证有充足的阳光。

（2）室温。 冬季适宜室温在 16 ~ 18℃左右，根据孩子的适应情况，可增高或降低 2℃；白天与黑夜的温度差，最好不超过 2 ~ 3℃。

（3）湿度。 为了保持室内空气的湿度，冬春季节可以经常在地面上洒些清水，或用湿拖把拖地。

（4）通风换气。 有资料证明，当室外温度在 8 ~ 10℃时，打开等于地面积 1/50 的窗户，通风 30 分钟，可使室内空气中的细菌污染率降低 40%，而外界温度在 –19 ~ –3℃。C 时，可降低 65%。

孩子的起居室，一般在夏季和春秋季的大部分时间都适宜开窗；冬季和秋末春初可利用通风小窗或风斗式小窗换气。通风小窗是设在窗户上 1/3 的地方，能够单独打开的小窗户。在炎热的夏季，既要特别注意室内的空气流通，又要避免穿堂风的冷气流直接吹向孩子。

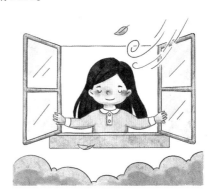

5. 安全防护在日常

这一时期，宝宝精力充沛，活泼好动，极易发生意外事故，因此，爸爸妈妈要从以下几个方面注意日常的安全防护，为宝宝创造一个安全的环境：

（1）安装桌角保护套。 这一阶段，宝宝正在蹒跚学步，活动范围扩大。爸爸妈妈要为宝宝排除周围的安全隐患，例如尖锐的桌角。在桌角安装桌角保护套可以防止宝宝在摔倒时被刺伤、割伤。

（2）在抽屉、柜门上安装儿童锁扣。 儿童锁扣既可以避免宝宝在拉抽屉、柜门时夹伤手指，又能防止物品掉落砸伤宝宝。

（3）**选择安全小床和椅子**。爸爸妈妈可以为宝宝选择床板高度可以调节的多功能床。这样，当妈妈把宝宝放在床上时，不会伤到宝宝的背部。当宝宝长大一些，可以自己站起来或走动时，床板可以调到相应高度，方便宝宝使用，不必担心宝宝从床上掉下来。同样，宝宝椅的高度最好可以调节，既可以大人坐，也可以婴儿坐，高背的设计可以很好地支撑宝宝的脖子和背部。此外，椅子要有安全带，这样宝宝坐在上面会更安全。

6. 这一阶段宝宝的生活制度

安排这一阶段宝宝的生活，吃和睡是中心环节。除此之外，再配以其他活动，形成一定的制度。

这一阶段，宝宝每天要进餐 5 次，两餐间隔 4 小时左右；白天睡 2 次，每次 2 小时左右，晚上睡 10 个小时，一昼夜总计 14 个小时左右。

生活制度举例

时间	活动
6：00—7：00	起床、大小便、洗手、洗脸、早饭
7：00—9：00	游戏
9：00—11：00	喝水、第一次睡眠
11：00—11：30	起床、小便、洗手、午饭
11：30—13：30	游戏、喝水
13：30—15：30	第二次睡眠
15：30—16：00	起床、小便、午点

16：00—18：30	游戏（17：00 喝水）
18：30—19：00	洗手、晚饭
19：00—20：00	盥洗、小便、准备睡眠
20：00—6：00	夜间睡眠
22：30	喝奶

（四）预防疾病

1. 孩子生病的征兆

影响宝宝生病的因素可以分为先天和后天两种。如果宝宝属于早产儿或出生低体重儿，受自身身体素质影响容易生病。宝宝也可能由于后天营养失调而引起生病，如果停止母乳喂养的时间过早或停止母乳喂养后父母的喂养方式不当，可能会导致宝宝免疫力下降，容易生病。如果宝宝经常出现暴饮暴食或者受凉、吹风等护理不当的情况也会引起宝宝反复生病。爸爸妈妈可以从以下几个方面判断宝宝是否生病：

（1）**精神**。孩子表现出不爱玩、没精神、烦躁不安、哭闹等情况。

（2）**脸色**。孩子面色苍白、发黄，翻开下眼皮发现明显缺少血色，常见于营养不良性贫血；颊部、口唇、鼻尖等呈紫蓝色，可见于某些先天性心脏病。

（3）**吃喝**。孩子不想吃东西，并伴有恶心、呕吐等症状；孩子对食物以外的物品有不可自制的食欲。

（4）**腹泻**。孩子大便稀薄，水分多，呈蛋花样或为绿色。

（5）**睡眠**。孩子睡眠不安、入睡困难或嗜睡。

2. 打针比吃药恢复得快吗

不少家长有一种错误的认识，总以为孩子得病后打针比吃药恢复来得快，吃西药比吃中药恢复来得快。再加上给孩子喂药比较困难，于是家长总要求医生给孩子打针。其实，打针、吃药都是在用药，只是用药方式不同，在医学上叫作给药途径不同。一般给药途径分两大类，即口服和胃肠道外给药，胃肠道外给药又分很多种，如静脉注射、肌肉注射、皮下注射等。无论是口服还是注射用药，药物都是通过血管吸收，使药物从胃肠道和注射局部进入血管。当然，静脉注射是直接进入血管的，药物是通过血液循环到达全身，在患病的器官和组织处停留发挥药效，以达到治疗的目的。打针虽然比药恢复快，但有一定的风险，如对青霉素过敏者，有时一个配制试验的剂量就可造成过敏性休克。因注射剂量或品种错误而造成的中毒事故，因为药物吸收得太快无法挽回，抢救起来也很棘手。如果是口服药还可洗胃，有抢救的时间。因此，口服用药是最安全、最经济和最方便的给药途径。在孩子生病时，如若不是大病，还是以口服用药为最佳选择。

3. 宝宝流鼻血怎么办

安慰宝宝不要紧张，让宝宝将身体稍稍前倾，防止血逆流入口腔咽喉，捏住宝宝的鼻翼5~10分钟，同时用湿毛巾冷敷其鼻部和前额，这样可以初步止血。可能很多家长会用纸巾填塞，其实纸巾压力通常不够，不能达到止血的效果，而且纸巾往往未消毒，容易诱发感染。在压迫鼻翼的时候，爸爸妈妈要注意，如果鼻腔中的血流到宝宝口腔中，要让他马上吐出来。如果采取以上措施之后，鼻出血还是止不住或者孩子的出血量大，就需要及时到医院去诊治。

宝宝经常会出现流鼻血的情况，如果单纯因上火引起则不需要过分担心，让宝宝多喝水、吃水果就可以了，但当宝宝出现以下情况时要立即就医：

（1）**经常流鼻血**。如果宝宝没有原因经常性地流鼻血，就要带他去耳鼻喉科做一次全面的检查。

（2）**撞到头后流鼻血**。如果是因为猛烈撞击到头而流鼻血的话，要马上送医院。

（3）**长时间不能止血**。宝宝流鼻血时，通常在处理后5分钟左右就基本可以控制，如果超过10分钟还不能止血，就要立即带着宝宝前往医院就诊。

4. 宝宝发烧怎么办

正常小儿腋下测得的体温为36 ~ 37.4℃，一日内体温可有波动，一般傍晚较清晨高，体温波动的幅度为10℃。体温在37.5 ~ 38℃为低烧；体温在39℃以上称为高烧。

当宝宝出现低烧时，一般不需要特别处理。给患儿多喝温开水、青菜水和水果汁，多排尿、注意休息，均可帮助降温。当体温达到38℃以上时，可考虑物理降温或药物降温。

（1）**物理降温**。物理降温是发热常用的降温方法，物理降温的方法很多，包括头部冷敷、温水擦浴、使用退热贴等。

头部冷敷是将湿毛巾敷在患儿的前额部，每5~10分钟更换一次。温水擦浴是用32~34℃的温水，擦拭患儿的腋窝、肘部、腹股沟、腘窝等血管丰富的部位。胸部、腹部等部位对冷刺激敏感，最好不要擦拭。出疹的婴儿发热时不要用温水擦浴降温。

退热贴目前已成为我国家庭的常备降温品。

（2）**药物降温**。如果经过物理降温处理，患儿的体温还是超过38.5℃，应及时就医，在医生的指导下用药。

饮食上，宜选择清淡、易消化、营养丰富的食物。要少食多餐，以补充体力的消耗，增强抵抗力。要注意室内的通风换气，使室内空气清洁、湿润。

5. 被叮咬的处理办法

为了减轻宝宝的疼痛感，要在他抓痒伤处之前先确认是被什么叮咬的，然后再处理伤口。

（1）**被蜜蜂蛰**。蜜蜂的刺不能留到体内。当宝宝被蜜蜂蛰时要立刻使用已消毒的针把刺拔出，然后再帮宝宝把毒液吮吸或者是挤压出来，千万不能留有毒液，防止事后肿胀。

用清水仔细地清洗伤口，再涂上治疗蚊虫叮咬的软膏或者是切瓣大蒜敷在伤口上，或涂上肥皂水等。如果宝宝的患处肿胀起来而且一直觉得很痒的话，可以用冰毛巾敷一下来帮助消肿。

（2）**被毛毛虫叮咬**。千万不能揉搓患处！可以先用胶带纸把毒毛粘出来。再用清水仔细地清洗伤口，然后帮宝宝涂上防治蚊虫叮咬的软膏。

（3）**被蚊子叮咬**。先用清水清洗宝宝的患处，然后再涂上被蚊虫叮咬的专用软膏。

为了防止宝宝抓挠患部，可以用纱布包裹患处或者用创可贴贴在患处，但是要注意宝宝是否对以上两样东西产生过敏。

如果宝宝被毒蚊子、毛毛虫叮咬后，伤口肿得很严重，或者是很痒、很痛，要立刻带他去儿童医院皮肤科就诊。

（4）**被蜈蚣咬**。如果宝宝被蜈蚣咬了，首先要给伤口消毒，然后立即带他去儿童医院皮肤科就诊。

（5）**被大黄蜂、毒蜂蛰伤**。如果宝宝被大黄蜂、毒蜂蛰伤，很可能会出现呼吸急促、痉挛、呕吐或者是发热的症状，从而会陷入极度危险的状态，要马上叫救护车去医院就诊。

带宝宝去户外活动时，要检查树上或者是屋檐底下是不是有蜜蜂的巢穴、毛毛虫、蚁穴等，如果蚊子很多，可以喷驱蚊液。在喷驱蚊液的时候，注意不要让宝宝吸入（可以让宝宝用手绢捂住嘴巴）。

6. 感冒的预防

感冒是由病毒引起的，通过接触感冒患者，在说话、咳嗽、打喷嚏时，可由唾液的飞溅传播到空气中，传染开来。也可由患者用过的玩具、衣物间接传染。孩子抵抗力弱，各个季节都可能发生感冒，特别是在气温变化大和增减衣物不当着凉时，更易发生。

孩子得了感冒，会出现流清鼻涕、打喷嚏、鼻子不通气、咳嗽、发烧、哭闹、食欲不好、疲倦爱睡，腹泻或便秘等症状，还可能引起中耳炎等其他疾病。因此，孩子得了感冒要及时治疗。

孩子得了感冒要多喝水、果汁，多吃水果和容易消化的食物，暂时不要给孩子洗澡，保持室内空气新鲜、湿润，晚上可用热水给孩子洗洗手脚，根据医生意见服药。如是一般感冒过 3 ~ 4 天会慢慢好转，但咳嗽还可能持续 1 ~ 2 周。

预防感冒重要的还在于父母要经常带宝宝进行体育锻炼，增强体质，以加强对疾病的抵抗能力。多带宝宝进行户外活动，充分利用自然因素如日光、空气进行锻炼，用冷水给宝宝洗手、洗脸等，使其呼吸道耐受冷的刺激，能适应气温的变化。此外，还应注意，室内要保持空气新鲜、流通，少到公共场所去。平时不要给孩子穿过多的衣物，出汗后不要马上脱掉衣物，要把汗擦干，休息一下，防止身体过热或着凉而诱发疾病。

7. 中暑的处理办法

当宝宝受到强烈的日照，或者是长时间待在封闭的环境，如车内、高温的室内，就很容易中暑。宝宝会出现头晕、头疼、耳鸣、眼花、口渴、无力、恶心、脉搏加快甚至昏迷等症状。

可以采取如下处理方法。

速将患儿移至阴凉通风处，平卧，解开其衣扣。

用凉毛巾冷敷其头部，用扇子扇风，帮助患儿散热。

给予清凉饮料，也可口服人丹、十滴水等。

中暑严重、昏迷者，除冷敷降温外，应立即送往医院。

父母带孩子户外活动之前一定要计划好游玩的时间，如果是酷暑时节，尽量避免在2点左右带宝宝出去玩，外出游玩的时候也要注意给宝宝准备一把遮阳伞或一顶太阳帽。如果宝宝中暑后不愿意吃饭，家长也不要逼迫宝宝，只需要给他补充水分就可以了。

8. 溺水的处理办法

一旦发生溺水，把孩子从水中打捞起来之后，应立即叫救护车。在等待救护车的过程中，观察宝宝的具体情况采取对应的举措：

- 当宝宝有意识时，脱掉其身上的湿衣服，给宝宝把身体擦干，再用干燥的毯子或者被子把他包裹住，帮助升高体温。也可以用手掌为宝宝按摩全身，帮助升温。

● 当宝宝失去意识时，首先要确认他是否还有脉搏和呼吸。如果宝宝有呼吸，应为宝宝做好保暖，并且保证宝宝的呼吸顺畅。如果宝宝呼吸停止，应立刻给宝宝做心肺复苏急救术。

如果宝宝不会游泳，在水边玩耍时家长要陪同看护。

9. 预防蛔虫病

1 岁以后，孩子开始迈步行走，随着生活范围的扩大，接触外界事物的增多，孩子易发生肠道寄生虫病，尤其是蛔虫病。预防蛔虫病应采取哪些方法？

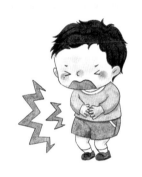

有效的方法是培养孩子良好的卫生习惯。教育宝宝不吃不干净的食物，饭前便后一定要洗手，常剪指甲，纠正宝宝吸吮手指和把玩具放在口中的坏习惯，不要让宝宝在地上爬着玩，不要随地大小便等。吃瓜果时必须先用清水洗净，或洗净后用开水烫一下再吃。

孩子得了蛔虫病，一定要遵医嘱服用驱虫药。驱虫药的量及服药方法一定要得当，量过多易引起中毒，量太少不宜把虫子打下来，有时反而会招致蛔虫兴奋乱钻，以致引起胆道蛔虫症或蛔虫性肠梗阻等并发症。

10. 手指扭伤的处理

用冷毛巾冰敷 5 ~ 10 分钟。

如果宝宝挫到手后一直没有办法伸直，很可能是骨折或肌腱扭伤，这时要先帮宝宝把手指固定，然后立即带他去外科就诊。

11. 宝宝触电的处理

宝宝有时候喜欢将小手伸到有孔的地方。当宝宝看到电源插座时，自然也不会放过，但是这极易导致宝宝触电。

当宝宝触电后尚未脱离电源，爸爸妈妈要立刻切断电源，然后观察宝宝触电后的身体状况。首先要看宝宝心律是否正常，对心脏是否有影响。

如果被电流击伤造成了局部烧伤，轻度的可用清水冲洗，再用消毒液如碘酒、酒精处理。但如果宝宝出现意识障碍、血压障碍，没有呼吸，就需要马上进行人工呼吸和心肺复苏，并及时送往医院救治。

12. 撞到头部的处理

当宝宝撞到头部时要第一时间查明他的状况和症状。比如，他是在哪里撞到的，撞到了什么地方，用力撞到的还是轻轻碰到的，等等。

把宝宝抱到安静的地方，如果宝宝的意识清醒，在受伤后立刻哭出来的话，就没有大问题。家长首先需要做的是稳定宝宝的情绪，以防他伤后受到惊吓。当宝宝伤口出血过多时，父母要保持镇定，冷静地确认伤口，找些厚纱布或者是干净的毛巾用力压住伤口（但是不要过于用力）止血。如果伤后宝宝的身体出现红肿的话，先用湿毛巾冰敷伤处，如果肿块越来越大，而且肿得很明显的话，就要立即送往医院就诊。

当宝宝被撞处出现凹陷，头部的伤口流血不止，严重呕吐，出现痉挛，叫宝宝名字没有反应时要立刻叫救护车。

等待的过程中，为了防止失血过多，可以用厚厚的纱布用力压住宝宝的头部，如果宝宝昏过去，可以试着在他的耳边叫他的名字，轻轻拍打他的肩膀，如果他没有任何反应，要把他的脸侧转，防止呕吐物堵住气管。

13. 撞到腹部、胸部的处理

●撞到腹部时：首先让宝宝平躺，帮宝宝把紧裹住腹部的衣服脱下，然后让宝宝抱着膝盖侧躺，或是平躺并把脚抬高。如果这样能使宝宝疼痛逐渐消失，而且过一会儿宝宝能像平常一样行走的话，宝宝的身体应该就没有什么事情了。

●撞到胸部时：可以让宝宝靠在墙壁上，避免压迫到胸部，并且能保持轻松呼吸的姿势。如果是左右有一边感到疼痛的话，可从疼痛的那一边朝下横躺，这样可以减轻疼痛。

当宝宝出现以下情况要立即就医：

1

摔伤后感到腹部疼痛，出现冒冷汗、呕吐等症状。如果有强烈或者多次呕吐的症状时，要立即就医。

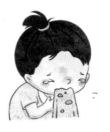

2

如果是胸部疼痛难忍，可能是肋骨骨折；如果宝宝剧烈地咳嗽，或者是出现咳血、咳痰，这时可能是伤到了肺部，要立刻叫救护车。

3

丧失意识，立即就医。

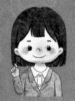

三、1岁1个月~1岁3个月宝宝的学习与教育指南

1.多与孩子进行语言交流，鼓励宝宝模仿成人的单词或短句。

2.激发宝宝对周围事物的兴趣，为宝宝提供喜欢的玩具，进行摆弄和装扮等活动。

3.支持和鼓励是宝宝独立行走的关键。

4.留心宝宝的情绪变化。

5.艺术教育重在熏陶。

6.语言学习要有好榜样。

7.爸爸妈妈的要求要一致。

8.日常活动要注意动静交替。

9.多鼓励、多肯定、少包办、少指责。

10.让宝宝多与陌生人接触。

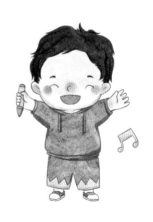

（一）动作学习与教育

1.扔东西

● **目的：** 学会简单的抛掷物体的动作，锻炼孩子手部与手臂的肌肉、关节，发展动作的协调性。

让宝宝坐在铺有席垫或地毯的地上，周围有一些皮球、沙袋及布制或塑料制的轻型、安全的玩具，让孩子扔着玩。家长要注意鼓励孩子自己将扔出去的东西拣回来。

2. 练习走

- **目的**：锻炼宝宝走步的能力。

孩子站在床上或地板上，妈妈站在孩子对面，扶其双手，诱导孩子向前迈步学走。孩子移动时，妈妈不要用力拉扯，只是给予辅助的作用，使其自己努力向前迈步走。

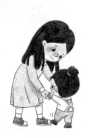

孩子站在床上或地板上，妈妈站在对面，扶着孩子的一只手，使其向前迈步走。可交替扶左、右手。

当孩子扶着妈妈的一只手能走时，就可以尝试让孩子自己走。成人在这个过程中要起到诱导和保护的作用。

3. 开火车

- **目的**：帮助宝宝练习稳步走，能与家长协调地走、跑。

让宝宝做火车头，妈妈做车厢，妈妈一定要扶住宝宝，宝宝和妈妈共同开火车。当火车开动时，先发出"呜"的叫声，妈妈可以唱儿歌："轰隆、轰隆，我们开火车，轰隆、轰隆，火车到站了。"可以由慢到快，好像真的是列车开动了一样。

等宝宝与家长的动作已经非常协调后，增加难度及趣味性。"宝宝，我们一起来比一比吧，看看谁的火车开得最快，要求是一定要走铁轨（脚下的软垫）哦。"

4. 爬爬爬，追皮球

● **目的**：发展宝宝走路的能力，加快由爬到走的进程。

家长拿过宝宝的球，把球往前滚，引导宝宝去追球。当宝宝追到球后，再把球向前滚得更远，鼓励宝宝去追球。游戏结束时，让宝宝把球放回筐里，养成玩后收拾玩具的好习惯。

5. 宝宝推车走

● **目的**：锻炼宝宝独立行走的能力，激发宝宝初步的探索兴趣。

宝宝双手扶着适合其高度的小车，爸爸在前面拿着玩具，吸引宝宝推车往前走，当车推到爸爸跟前时，爸爸将玩具放在小车里，宝宝继续推车向前，边走爸爸边放玩具。

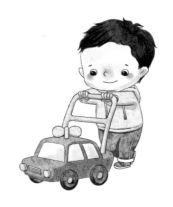

6. 坐着踢球

● **目的**：增强宝宝腿脚的蹬、踹力量并提高宝宝动作的正确性。

爸爸与宝宝面对面坐着，中间隔开一定的距离，让宝宝想办法将球踢进爸爸的两腿中间。开始时，爸爸的两腿分开间距要大些，距离孩子要近些。

随着孩子水平的提高，爸爸两腿分开间距逐步缩小，离宝宝的距离渐远。

7. 蹲的运动 1

● **目的**：锻炼宝宝腿部肌肉力量，发展宝宝动作的
协调性、灵活性。

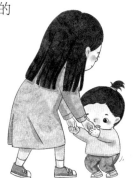

家长与宝宝面对面站立，两手拉着宝宝，教
宝宝蹲下，起立。在此基础上，再改为拉一只手，
让宝宝蹲下，起立。家长应鼓励宝宝主动蹲和站。
若宝宝下蹲或站起有困难，家长应加大力量帮
助宝宝完成蹲下和站起的动作。

8. 蹲的运动 2

● **目的**：增强宝宝腿部肌肉的力量，提高宝宝身体的平衡能力。

让宝宝站在床上或地板上，在其脚前放一个玩具，诱导宝宝下蹲拾起玩
具。可用多种玩具诱导，家长要注意保护。宝宝有困难时，成人可稍加辅助。

9. 模仿汽车

● **目的**：发展宝宝的奔跑能力以及动作的协调性及灵活性。

妈妈当驾驶员，宝宝是乘客，妈妈拉着宝宝跑。随着"嘀嘀"的声音，
妈妈说："某某站到了""向某地开车了"……要尽可能使动作有多种变化，
也可以用绳子拉车。

10. 宝宝站得高

● **目的**：锻炼宝宝的平衡能力，培养宝宝的勇敢精神，发展宝宝的空间

知觉。

把宝宝放在高处，例如，桌子上或椅子上，让其独自站立，使宝宝产生与站在地面上不同的空间感觉和知觉。还可以教宝宝做一些动作，如两手侧平举、上举或下举等。时间长短视宝宝具体情况而定。家长要站在宝宝身旁保护。

11. 小燕子飞来了

● **目的：** 使宝宝对自己身体的动作产生知觉。

每天在宝宝自己活动的时候，播放歌曲《小燕子》2～3遍，并告诉宝宝："小燕子飞来了，来和宝宝一起玩了。"妈妈可以带着宝宝做小燕子飞的动作。边做边说："小燕子飞来了吗？""小燕子是怎么飞的呀？"等。

12. 抓泡泡

● **目的：** 训练宝宝的平衡感和协调性并锻炼宝宝的四肢力量。

家长吹出肥皂水泡泡："吹泡泡喽，五颜六色的泡泡，圆圆的泡泡……"家长边吹泡泡边说，引起宝宝的注意，并鼓励宝宝开口说。

家长可以找一个泡泡引导宝宝观察："泡泡飞高了，泡泡飞低了，泡泡飞走了，宝宝快去追，抓泡泡喽，泡泡爆炸喽！"家长可以有意到各处吹泡泡，鼓励宝宝四处走动抓泡泡。

13. 开飞机

● **目的：** 帮助宝宝练习平衡跑。

妈妈发出口令："飞机起飞了。"妈妈自己一边做示范一边讲解要领："飞机飞的时候要伸出大翅膀，不然飞不到天上去。"宝宝两手侧平举，跟着"大飞机"慢慢跑步。妈妈观察宝宝是否会侧平举，随时帮助宝宝，并时刻提醒宝宝："翅膀一定要伸平，不然的话，飞机很危险。"当宝宝玩熟以后，可以变化为"小鸟飞"等游戏。

玩此游戏时一定要把握好时间，如果时间太长，宝宝不但会失去兴趣，而且手臂肌肉会十分酸疼。

14. 长大了，变小了

● **目的**：锻炼宝宝的动作协调能力和反应速度。

让宝宝和家长面对面站立，家长告诉宝宝，说"变小了"时蹲下，说"长大了"时站起，边说边示范。然后说"变小了"教宝宝蹲下，说"长大了"教宝宝站起，可反复玩。

15. 敲敲打打

● **目的**：发展宝宝的手部动作，促使宝宝手眼协调，培养宝宝的模仿能力。

摆弄

家长先递给宝宝右手一块积木，要求宝宝将右手拿的积木递给自己的左手，然后再递给宝宝一块积木，让宝宝用右手拿。等两只手都拿到积木时，家长也双手各拿一块积木，做放下、拿起的动作，让宝宝模仿。然后再教宝宝将两块积木靠近分开、摞起等，任意摆弄玩。

敲打

家长先示范将两块积木对敲，发出声响。让宝宝听到后也模仿对敲的动作。再拿木棒敲打小鼓让宝宝看，然后握住宝宝双手，教他学敲打。

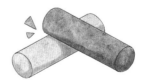

家长拿起串铃摇晃给宝宝看，让宝宝听声音，然后指导宝宝摇晃串铃发出声音。

16. 数手指（脚趾）游戏

● **目的**：发展宝宝手指、脚趾的灵活性。

孩子喜欢摸摸、咬咬、尝尝自己的手指和脚趾。家长可以握住宝宝的手指与脚趾和他做游戏，边数他的手指和脚趾边念儿歌："一个小猪，两个小猪、三个、四个、五个小猪，哇，五个小猪一起来，大家上街玩。"

17. 小小皮球

● **目的**：训练宝宝的手部动作，促进宝宝手部小肌肉群的发育。

取一块橡皮泥，妈妈和宝宝一同坐在地板上，妈妈先揪一块橡皮泥，然后当着宝宝的面将橡皮泥揉成一个圆球，告诉宝宝："这是妈妈的皮球，宝宝的皮球在哪里呢？""宝宝做一个皮球给妈妈看看。"然后给宝宝一块较小的橡皮泥，教宝宝将橡皮泥揉成一个团，宝宝完成一个后，妈妈要及时给予鼓励。可以让宝宝多做几个小皮球。

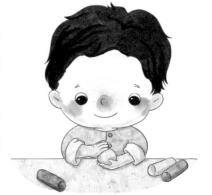

18. 小动物吃豆子

● **目的**：训练宝宝手部动作的协调性。

为宝宝准备印有动物形象（如小猫、小狗等）的两个广口瓶子。首先家长在一个瓶子中放入豆子数数，告诉宝宝："小动物饿了，要宝宝喂食物。"让宝宝练习将豆子从瓶子里倒出来。

让宝宝将豆子从一个瓶子里捡到另一个瓶子里。告诉宝宝，小动物吃完了，要将食物收起来。

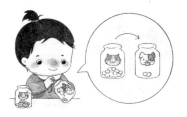

依次反复练习。也可设置意外情景，如让宝宝以为家长不小心将瓶子打翻了，然后让宝宝和家长一起收拾，捡豆豆。

也可以准备两个盘子和两个瓶子，让宝宝把盘子里的豆子捡到瓶子里，家长也同时捡豆子，比谁捡得快。

19. 搭高楼

目的：训练宝宝手眼协调的能力。

家长示范给宝宝看，一边说"搭高楼"，一边用积木搭高。然后让宝宝学着搭。一岁多的宝宝一般可以搭 3 ~ 4 块，还可将积木一块一块连接起来。此外，家长可以用竞赛的方式激发宝宝的动手意愿，让宝宝积极参与游戏。

20. 妈妈的毛线团

目的：训练宝宝的小肌肉和随意涂画的能力。

妈妈先用彩笔或蜡笔在纸上画出一个又一个的圆圈，告诉宝宝："这是妈妈的毛线团，宝宝愿意要这样的毛线团吗？""宝宝自己画一个好吗？"然后，给孩子纸和笔，让他自己去画，孩子画得不好也没关系，父母关注的主要是孩子的握笔姿势，要教给孩子正确的握笔姿势。

21. 运小球

● **目的：** 锻炼宝宝拇指和食指之间的精细配合能力，为以后做更精细的动作做好准备。

让宝宝把小玩具一个个拿起来，放到碗中。宝宝可能开始只会用整个手去抓，这时，爸爸妈妈可以帮宝宝用拇指和食指做捏的动作，慢慢地，宝宝自己就能掌握动作了。

也许爸爸妈妈已经习惯把食物直接送入宝宝的口中，或是对宝宝自己伸手拿东西吃的行为加以阻止。其实爸爸妈妈的这些无意行为恰恰剥夺了宝宝锻炼手指的机会。

爸爸妈妈应该鼓励宝宝并为他提供充足的机会，如找一些宝宝最喜欢的食物，或一些柔软的硅胶玩具（直径在4厘米左右）等，让宝宝主动去拿。一旦宝宝学会控制自己的手指，就会不停地炫耀自己，并对这个游戏乐此不疲。

22. 菊花开

● **目的：** 培养宝宝对节奏的敏感性以及随节奏做动作的能力。

妈妈和宝宝一起坐在地面上或床上，双手拉着宝宝的手，边念儿歌，边很有节奏地摆动宝宝的双手，手臂摆动的节奏与儿歌的节奏一致，如此重复多次。开始时，由于宝宝还不能适应，反应可能会慢一些，动作也不协调，因此，爸爸妈妈要多和宝宝做几次，最好是先听明白儿歌的节奏，然后再加上手臂的摆动。儿歌如下：

板凳，板凳，歪歪，

菊花，菊花，开开。

开几朵，开三朵。

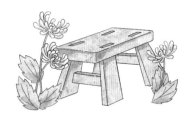

23. 欢乐的宝宝舞曲

●**目的**：培养宝宝对音乐节奏的敏感性，发展宝宝的跳跃能力。

选择一些节奏明快、曲调活泼的音乐，让宝宝站在妈妈的大腿上或者将宝宝放在床上，妈妈的双手托在宝宝的腋下，播放音乐让宝宝伴随着音乐上下跳跃。注意：宝宝跳的时间不宜过长，速度不宜过快，一般以 10 ~ 15 分钟为宜。

（二）认知、语言的学习与教育

1. 听儿歌

●**目的**：儿歌对宝宝的语言发展大有好处。因为儿歌朗朗上口，合辙押韵，宝宝爱听，也容易跟着妈妈学。爸爸妈妈可以选几段儿歌给宝宝听或教宝宝学着说。学说儿歌既可以促进宝宝语言的发展，也可以帮助宝宝更好地认识事物。

小鸡

小鸡小鸡叽叽叽，
爱吃小虫和小米。
小鸭小鸭嘎嘎嘎，
扁扁嘴，大脚丫。

小白兔

小白兔，白又白，
两只耳朵竖起来，
爱吃萝卜和青菜，
蹦蹦跳跳真可爱。

小孔雀

小孔雀，真美丽，
身穿一件花衣裳，
衣服干净又整齐，
我们大家喜欢你。

小猪

小猪小猪，胖呼呼，
耳朵大来腿儿粗，
走路摇摇小尾巴，
唱起歌来呼噜噜。

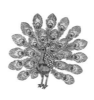

小青蛙

小青蛙，呱呱叫，
专吃害虫护庄稼。

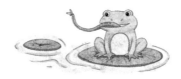

　　小动物是宝宝所喜爱的，多和宝宝说些有关小动物的儿歌，可以帮助宝宝准确地认识动物。这些关于小动物的儿歌简短、形象，十几个字，就将动物的特征说出来了，妈妈和宝宝看动物图片、带宝宝去动物园玩或去郊游时，看到这些动物就随口说出儿歌，让宝宝将语言和形象对应起来。

2. 听表声

- **目的**：检查和训练宝宝的听觉能力。

妈妈把表贴在宝宝耳边，并说："滴嗒、滴嗒、滴嗒。"然后妈妈把表贴在自己的耳边说："滴嗒、滴嗒、滴嗒在哪儿呢？"宝宝能指着表并要求把表放在耳边听，就可以了。如果宝宝把表送到了你的耳边，说明他懂了，这时妈妈要注意及时鼓励宝宝。

3. 会唱歌的玩具

- **目的**：培养宝宝对声音的反应能力。

将能发出声音的玩具，如喇叭、拨浪鼓、风铃等收集起来，放在宝宝能够着的地方，然后问宝宝："这是什么呀？""怎样才能让它发出声音呢？"可以先让宝宝尝试着让玩具发出声音；若宝宝不行，妈妈再帮助他。宝宝每成功一次，妈妈都要说："宝宝的玩具会唱歌了"等给予鼓励。

4. 小小演说家

- **目的**：训练宝宝的发音和说话技巧。

在两张白纸上画上漂亮的图案，然后卷成纸筒。妈妈将一个纸筒放到自己的嘴边，对着宝宝说话，如说儿歌、学小动物的叫声等，发出各种声音，让宝宝学着你的样子大声对着纸筒讲话。注意：纸筒的边缘要平滑，以免伤到宝宝的嘴唇。

5. 我想对你说

- **目的**：激发宝宝说话的兴趣。

妈妈准备一个色彩鲜艳的小猪储蓄罐，引导宝宝和小猪宝宝聊天：猪宝宝长得真可爱，你喜欢猪宝宝吗？"鼓励宝宝回答。

宝宝对游戏熟悉以后，妈妈拿出家里其他的玩具，如毛绒小熊等，引导宝宝和它们聊天。

小熊、小熊

小熊，小熊，你好吗？

小熊，小熊，握握手，

小熊，小熊，转个身，

小熊，小熊，贴贴脸，

小熊，小熊，去睡觉，

小熊，小熊，说晚安。

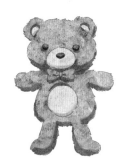

6. 学发重叠音

● **目的**：通过此方法，使宝宝学会发宝宝、妈妈、爷爷、哥哥、姐姐等许多重叠音。

爸爸妈妈在与宝宝一起游戏时，可边逗宝宝边说："宝宝在哪儿？""宝宝在这儿！""宝宝干什么呢？""宝宝在玩呢！"

7. 大西瓜

● **目的**：使宝宝能听懂儿歌并能根据儿歌的内容做出一定的动作。

妈妈边念儿歌，边和宝宝一起做动作，如念到"大西瓜"时，可以教宝宝将双手的虎口张开，其余手指并拢起来，在自己的胸前比画出一个西瓜的样子。

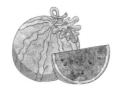

大西瓜

大西瓜，圆又圆，

吃到嘴里甜又甜。

8. 小老鼠上灯台

● **目的**：促进宝宝语言能力发展，使宝宝能够根据语言进行简单的动作创编。

妈妈可以拿出小老鼠的图片，介绍小老鼠上灯台偷油吃的故事。然后用动作演示儿歌两遍。宝宝跟着妈妈学习儿歌，并做动作，妈妈鼓励宝宝做得优秀。

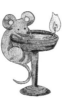

小老鼠，上灯台

小老鼠，上灯台，

偷油吃，下不来，

喵喵喵，猫来了，

叽里咕噜滚下来。

9. 和兔宝宝做游戏

● **目的**：加深宝宝对动词的理解。

把各种玩具放在宝宝的视线范围内，引导宝宝与玩具产生互动。例如，

"把小兔带到我这里来好吗？"等宝宝拿来，放在爸爸妈妈手中，爸爸妈妈对宝宝说："谢谢。"继续发出指令，例如，"带小兔到娃娃家做客好吗？""让小兔去摇篮里睡觉好吗？"看宝宝是否能正确理解所说地点的含义，及其动作是否正确。用同样的方法利用不同的玩具反复游戏，看宝宝是否熟悉不同玩具的名称，能否正确理解动词。

10. 逛马路

● **目的**：提高宝宝的语言表达能力；增强亲子间的情感交流，共同体验活动的快乐。

妈妈可以在地板上铺上泡沫垫。在泡沫垫上贴圆环形、人行道、红绿灯的即时贴。同时在某个固定位置贴上各种汽车的图案，作为停车场。并对宝宝说："宝宝，我们今天去逛马路吧！"（宝宝在圆环形里面，妈妈在圆环形外面）遇到红灯就停，遇到绿灯就继续走，注意过人行横道。

妈妈可以问宝宝："你在马路上看见了什么呀？"宝宝可以自由回答。

妈妈也可以搭在宝宝肩上走，表示开小汽车。向前慢慢开、快快开、转弯。按喇叭"嘀嘀嘀"，停车场到了，把小汽车停下来。

11. 认识自己的身体

● **目的**：教宝宝认识自己的身体并能说出名称。

妈妈与宝宝相对坐好，让宝宝伸出一只手，另一只手指着自己的鼻子，一边拍宝宝的手一边问："嘴巴在哪里？"让宝宝指着自己的嘴巴并说"在这里。"妈妈接着问宝宝："眼睛在哪里？"宝宝能指着自己的眼睛说："在这里。"……依次问下去，帮助宝宝认识自己身体的各个部位。

妈妈还可以给宝宝一个玩具娃娃，并提出问题："娃娃的鼻子呢？""娃娃的嘴巴呢？"……让宝宝指认。

12. 猜猜这是谁

● **目的**：教宝宝认识常见的小动物并学说简单的词，激发宝宝愉快的情绪，并让宝宝体验与父母游戏的快乐。

家长给宝宝听录音，让宝宝猜猜是谁的叫声："宝宝听一听，谁在叫？"然后家长拿出图片，让宝宝找出刚才录音机里发出叫声的小动物的图片。例如，听到小狗的叫声，就找出小狗的图片，并和宝宝一起用语言表达："小狗，汪汪汪！"

家长自己的发音要正确，耐心地引导宝宝学说一些简单的词，当宝宝说得比较好的时候，可以用语言给予表扬。家长要注意，说话时语速要尽量慢一些。

13. 听妈妈讲故事

● **目的**：让宝宝感受到语言的美，并建立起和妈妈的深厚感情。

妈妈和宝宝一起坐在地板上或床上，妈妈搂着宝宝讲故事，边讲故事，边抚摸宝宝的头。讲故事时，妈妈的声音要富有变化，以引起宝宝的注意，并表现出很高兴的样子。故事篇幅不宜太长，人物形象要鲜明，富有感染力。

14. 数数歌

● **目的**：通过儿歌，让宝宝轻而易举地了解数字，为今后学习数学奠定基础。

数一数

一二三四五六七。

七个阿姨来摘果

一二三四五六七，

七六五四三二一。

七个阿姨来摘果，

七个花篮手中提。

七个果子摆七样，

苹果、桃儿、石榴、

柿子、李子、栗子、梨。

一二三四五

一二三四五，

上山打老虎，

老虎没打到，

打到小松鼠，

松鼠有几只，

我来数一数，

数来又数去，

一二三四五。

15. 月亮船

● **目的**：让宝宝欣赏、感受儿歌的意境。

妈妈拿出月亮图片，告诉宝宝："这是弯弯的月亮"。之后可以让宝宝和爸爸或妈妈面对面坐，让宝宝的手抓住手帕一头，爸爸或妈妈抓住另一头。随着儿歌的节奏拉着宝宝轻轻地前后摇动。爸爸逗引宝宝抓住手帕，等宝宝完全抓住手帕后，妈妈就与宝宝一起轻轻前后拉动手帕，并念儿歌。

月亮船

月亮弯弯，

像只小船。

小船摇摇，

摇到天亮。

16. 分辨"大"与"小"

●**目的**：教宝宝"大"与"小"的概念，并使宝宝具备初步的辨别能力。

妈妈端出一盘苹果，里面有大的，也有小的，先告诉宝宝哪个苹果大，哪个苹果小，让宝宝自己摸一摸，比一比，然后让宝宝把小的给大人，观察宝宝是否能拿对。也可以结合其他实物或图片，让宝宝反复感知和分辨"大""小"，如"骆驼大""刺猬小"等。

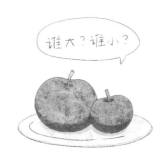

17. 大手和小手

目的：让宝宝感受大手与小手的区别。

妈妈拿出手印画，告诉宝宝，一个是大手，一个是小手。让宝宝找一找，哪个是大手，哪个是小手。然后妈妈可以告诉宝宝："我的大手拍一拍，宝宝的小手伸出来！"同时走到宝宝面前，找出宝宝的小手，和自己的大手对拍。

18. 摸一摸

●**目的**：训练宝宝的手部感觉，发展宝宝的语言能力。

在日常生活中，爸爸妈妈可以让宝宝触摸不同材料的物体，如毛巾、玻璃、书籍、石子、塑料玩具等，并在宝宝触摸时告诉他"毛巾多柔软啊！"等。

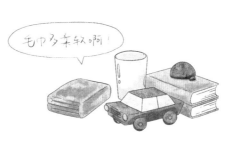

19. 模仿小动物

● **目的：**训练宝宝的语言功能，帮助宝宝认识各种小动物。

每个宝宝都有一些常见的动物画片，妈妈可以指着画片上的小动物问："这是什么动物？""它怎么叫？"如果宝宝不知道，妈妈可以告诉宝宝："这是小狗，小狗汪汪叫。"通过这种方法，宝宝能够认识小羊、小猫等多种小动物。

妈妈还可以就以前见过的动物向宝宝提问，例如，"小猫怎么叫？""小鸟怎么飞？"等。如果宝宝答对了，要及时表扬；如果答错了，既要纠正宝宝的错误，更要注意鼓励宝宝。

20. 方形盒子

● **目的：**让宝宝感知方形盒子的特征，发展宝宝的直观认知能力。

妈妈拿出一套大小不一的方形盒子，向宝宝介绍玩法：

通过两两比较，尝试将盒子按大小排序，借此让宝宝感知大小。通过堆高，来发展宝宝的视觉。妈妈用积极的语言指导宝宝按要求操作，并鼓励宝宝玩出不同的方法。结束后，宝宝收拾套盒并放好。

21. 认识红色

● **目的：**让宝宝学习辨认红色。

妈妈事先准备好红花、红领巾、红色的衣服和一些其他颜色的玩具。游戏时，妈妈先出示红领巾，叫宝宝说红领巾，强调"红色"；然后出示红花，教宝宝说红花，强调花的颜色是红的；再出示宝宝的衣服，强调颜色是红色。最后妈妈总结：红领巾、红花、宝宝的衣服，它们都是红色，而其他的玩具都不是红色。

22. 找弹珠

●**目的**：让宝宝对颜色有初步的概念，并尝试让宝宝进行分类。

爸爸妈妈可以为宝宝准备一盒颜色各异的弹珠，另外还要准备几个盘子，可以让宝宝把颜色相同的弹珠放到一个盘子里。比如，先把红色的弹珠挑出来放到一个盘子里，再把黄色的弹珠找出来放到另一个盘子里。找完这些以后再找出黑色的弹珠，并把黑色的放到另一个盘子里。依此类推，把颜色一样的弹珠进行归类，看看宝宝能否顺利地找出红、黄、黑等颜色的弹珠。

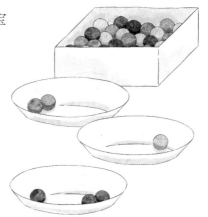

23. 玩沙子

●**目的**：让宝宝体验沙子的性质，产生积极愉快的情绪。

爸爸妈妈准备好小铲子和一个小木碗，带宝宝到沙堆旁玩沙子。宝宝会在沙子上拍打，或者把沙子按照某一造型拍实。妈妈也可以教宝宝将小碗装满沙后再倒出来，反复装，反复倒，从中体验沙的性质（也可以用同样的方法玩水，让孩子体验水的性质）。

24. 装核桃的大卡车

● **目的：** 让宝宝在玩中感知"许多""一个一个"和"没有了"。

妈妈在盘中散放许多核桃，告诉宝宝，这里有许多核桃宝宝。然后拿出篮子，往篮子里一个一个地捡核桃，边捡边说："一个、一个、一个、……"然后，和宝宝一起往篮子里放核桃，边放边说："一个、一个、一个……核桃宝宝回家喽！"当盘子空了的时候，指着盘子告诉宝宝，核桃没有了。

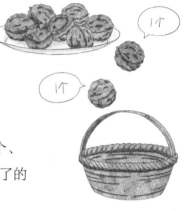

25. 手指哪儿去了

● **目的：** 训练宝宝的判断能力。

妈妈把一只手的手指用另一只手包住，让宝宝来找大拇指（或其他手指）。也可以由宝宝藏手指，妈妈来找。需要注意的是，要让宝宝比较容易找出所藏的手指，然后逐渐加强难度。

26. 边画边唱

● **目的：** 教宝宝听懂儿歌内容，激发握笔和涂画的兴趣。

妈妈拿出纸和彩笔，在宝宝面前，边念儿歌边画小白兔。妈妈在画的过程中，要注意告诉宝宝自己现在画的是什么。如果宝宝对这个活动有兴趣，可以将纸和笔给宝宝，指导他来画。

小白兔

小白兔，圆脑袋，

两只耳朵竖起来。

两只眼睛圆溜溜，

鼻子下面三瓣嘴，

嘴边长着长胡须，

椭圆的身子毛茸茸，

肚子下面四条腿，

两条前腿短又小，

两只后腿长又大，

身后有个短尾巴。

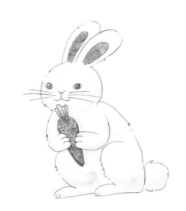

27. 宝宝的漂亮画册

● **目的**：培养孩子对画册中鲜艳色彩和鲜明形象的兴趣。

为宝宝选择一些颜色鲜艳、内容简单的画册，在宝宝较平静的时候，如午睡刚醒时，和宝宝一起看，边看边讲："红色的大苹果""漂亮的小房子"等，引导宝宝观察画册中出现的各种形象，并鼓励宝宝和自己一起说画册中的内容。多次重复后，宝宝对画册中的内容已经熟悉了，这时妈妈可以就画册内容提问，例如，"画册中的人是谁？""大苹果在哪儿？"等。

28. 积木排队

● **目的**：发展宝宝的形状知觉和大小知觉，锻炼宝宝手的灵活性。

教宝宝将几块积木排成横队，搭成火车，或者将其从小到大或从大到小排列，然后让宝宝自己模仿着搭积木。

29. 枫叶红了

● **目的**：初步培养宝宝的美感和对色彩的感受能力。

取一张较大的白纸铺在地板上，用适量的水和颜料调出橘红色的颜料。妈妈洗完手之后，先将自己的左手或右手蘸少许颜料，再伸开五指，按在白纸上，然后告诉宝宝："这是妈妈的枫叶，宝宝的枫叶在哪里呢"？引导宝宝照着妈妈的样子自己做一个枫叶。宝宝每按一次，妈妈就说："宝宝的枫叶真漂亮！""宝宝的枫叶比妈妈的小。"等。

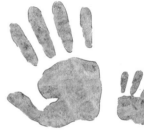

30. 盖盖，配盖

● **目的**：促进宝宝手、脑的发展。

先由爸爸妈妈示范，打开一个瓶盖。再盖上，然后让宝宝模仿。宝宝打开一个，然后盖上。爸爸妈妈再给宝宝另一个不同的盖子，引导宝宝打开，然后盖上。待宝宝熟练后，再练习给大小、形状不同的瓶子配盖子。

（三）情绪、社会交往的学习与教育

1. 宝宝取玩具

● **目的**：让宝宝熟悉自己的名字，锻炼宝宝的行走能力。

妈妈距离孩子 2 米左右，手里拿着孩子最喜欢的玩具，喊他的名字，引导孩子走过来。

　　妈妈距离孩子 2 米左右，伸出手，喊孩子的名字，引导孩子走过来。

　　妈妈距离孩子 2 米左右，不做任何手势，喊孩子的名字，让孩子走过来。

2. 听指令拿东西

●**目的：**发展宝宝的言语及社会交往能力。

　　妈妈把玩具（如娃娃）放在离宝宝几步远的地方，要求他："请把娃娃拿给我。"等他拿回来后，再说："请把娃娃放到床上。"用同样的方法，让宝宝按照你的要求做各种动作。

3. 宝宝等妈妈

●**目的：**让宝宝学习安静地等待，培养宝宝的耐心。

　　让宝宝坐在安全的地方，妈妈告诉宝宝："宝宝在这里等一下，妈妈去给你拿东西。"然后，妈妈离开宝宝去取东西。妈妈可不能让宝宝干巴巴地坐着，要随时向他报告自己的进程，"妈妈正在找呢。""找到了。""妈妈往回走了。"回来后，抱起宝宝亲一亲，让他玩或吃取回的物品。

4. 藏猫儿

●**目的：**让宝宝逐渐适应和家人的暂时分离，体验寻找亲人的感觉。

家长先在室内藏好，叫宝宝来找。当宝宝找不到时，家长可唤宝宝的名字，也可伸出头或露出脚，让宝宝容易找到，可多换几个地方让宝宝找。

5. 坐翘翘板

● **目的：** 培养宝宝愉快的情绪。

家长坐在椅子上，把一条腿搁在另一条腿上，让宝宝坐在自己翘起的那条腿上，上下颠动，就像跷跷板一样。

6. 看书翻页

● **目的：** 训练宝宝手指的灵活性，培养宝宝良好的看书习惯。

家长在和宝宝一起看书时，有意识地让宝宝自己翻书页，开始宝宝总是五个指头一起翻，一沓地翻。家长要反复地给他做示范，让他慢慢学会用三个手指以至两个手指一次翻 1～2 页，最后一页页地翻。

7. 一起来开车

● **目的：** 教宝宝按游戏规则进行活动，愉快地参与游戏。

家长可以把客厅布置成一条"公路"，汽车玩具可散落在"公路"四周，与宝宝做游戏。由爸爸来做汽车驾驶员，妈妈和宝宝来当乘客。先由爸爸问好："大家好，今天由爸爸来做汽车驾驶员，请宝宝来做车上的乘客，我们一起开车去恐龙园吧。"

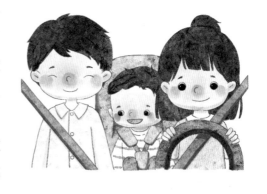

爸爸把车开到宝宝面前："嘀嘀！我的汽车开来了。乘客你好，你叫什

么名字？"宝宝说出自己的名字后，爸爸说："宝宝说的声音很响亮，请上车！"爸爸把车开到妈妈面前，邀请她来一起做游戏。如果家里还有其他亲人，可以邀请他们一起来做游戏。

8. 和爸爸开轮船

● **目的**：让宝宝学会理解简单的规则。

爸爸做舵手，宝宝做船舱，告诉宝宝："轮船马上就要开了，旅客们请上船，呜……"边摇动双臂边向前跑，让宝宝紧跟在自己的身后，同时发出"呜……呜"声。跑一段后，爸爸说："轮船靠岸了，旅客们请下船"。也可以让宝宝做舵手，爸爸当船舱，互换角色来玩。

9. 我给爷爷捶捶背

● **目的**：使宝宝树立为他人服务的意识，培养宝宝为他人服务的能力。

爸爸妈妈先做示范，接着手把手教给宝宝几遍，然后让宝宝自己来做。在宝宝帮大人捶背时配上儿歌，能提高宝宝的兴趣。

小板凳

小板凳，我来摆，

我让爷爷坐下来，

我给爷爷捶捶背，

爷爷夸我好乖乖。

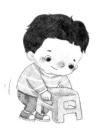

10. 鸟儿飞

● **目的**：培养宝宝的勇敢精神。

爸爸妈妈坐好，双腿并拢让宝宝坐在脚面上，双手抓住宝宝的双手。然后爸爸妈妈躺下，把小腿抬高，有节奏地上下左右晃动，边晃动边说歌谣："鸟儿鸟儿宝贝，快到天上飞飞。飞到天上瞧瞧，太阳公公笑笑。宝贝飞得累了，回到妈妈怀抱。"当说到最后一句时，爸爸妈妈坐起身把宝宝抱在怀里。

11. 小天鹅来了

● **目的**：训练宝宝对音乐节奏的感知力，增强亲子之间的情感交流。

播放音乐《四小天鹅舞曲》，妈妈与孩子面对面坐着：

妈妈随着音乐的节奏轻轻地拍一拍孩子的手背；或者将孩子的手放在自己的手心里，随着音乐的节奏妈妈轻轻抖动孩子的手，妈妈在做的过程中，一定要注意拍或抖时要有力，以凸显出音乐的节奏感，并表现出非常高兴的样子，尽量使自己的情绪感染孩子。

12. 好听的摇篮曲

● **目的**：让宝宝接受音乐的熏陶，并增进亲子之间的情感交流。

待宝宝快要睡觉的时候，妈妈为宝宝哼唱摇篮曲。哼唱的时候，妈妈的声音不可过高，要轻柔，并伴以温柔的抚摸。要坚持每天为宝宝哼唱。开始时，不宜经常变换曲目。如果妈妈不喜欢唱歌，也可以改为播放一些宝宝喜欢听的轻柔音乐。

13. 喂给妈妈吃

● **目的**：让宝宝学习使用勺子并培养其自理能力。

在一只小碗里盛上饼干、米花，然后妈妈慢慢用勺子把饼干从一只碗里舀到另一只碗里，可多重复几次；再手把手教宝宝，等宝宝稍熟练后，让宝宝自己来，妈妈在一旁鼓励。

碗里盛上米花、饼干，让宝宝拿勺子盛上米花，喂给妈妈吃。

14. 学脱鞋、袜

● **目的**：培养宝宝的生活自理能力。

睡觉前示范并鼓励宝宝自己脱鞋袜；进屋后自己摘掉帽子。宝宝经过一段时间的练习，很快便可以掌握这些能力，不久还会主动配合大人脱掉上衣。

15. 找家

● **目的**：培养宝宝爱惜玩具、按位归还物品的好习惯。

宝宝玩完玩具之后，妈妈可以手拿一个玩具，说："宝宝看，我手里有一个很好玩的玩具，是什么呀？咦，玩具宝宝的家在哪里呢？我不记得了，宝宝快来帮忙找找吧！"当宝宝把玩具送回到原来的地方后，妈妈可再拿一个玩具，玩一会儿后再请宝宝送回去。

一次只能拿一个玩具，如果中途要换玩具，一定要把先玩的玩具送回"家"。爸爸妈妈在日常生活中可引导宝宝养成及时归还物品的好习惯。

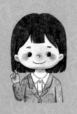

四、给爸爸妈妈的建议

（一）1岁1个月～1岁3个月宝宝的教养建议

1. 让孩子有点儿幽默感

孩子在出生后早期，就已萌发了与开玩笑有关的"幽默意识"。例如，家长抱着孩子时，故意做出"下坠"的动作，一些孩子会无师自通地意识到这是大人在跟自己闹着玩，于是脸上会漾起笑容。因此，家长可以尝试着和孩子"开玩笑"，有意识地培养孩子的幽默感。

日常生活中，家长可以与孩子玩"下坠"游戏；玩捉迷藏，如将一块手帕遮住自己的脸，然后猛地抽走；玩敲击游戏，如用汤勺敲击碗碟使其发出叮叮当当的声响，突然有意将汤勺敲在孩子的小手上或旁边爸爸的头上。

1岁以后的孩子在学步时免不了摔跤，这时，家长不妨冲孩子做个鬼脸，幽默的力量是无穷的，这种安抚方式可能会引得孩子破涕为笑。

培养孩子的幽默感，家长就要做有心人，要善于在普普通通的生活中找到乐趣并与孩子共享。

2. 与孩子的交流方式

现实养育场景中常会观察到，养育者在与婴儿沟通交流时使用"吃饭饭""喝水水""睡觉觉"等叠音词。这种与婴儿沟通的发音方式是否正确呢？

之所以出现这种现象，是家长误以为频繁使用叠音词可以与婴儿更好地沟通。但是这种方式让家长因改变原有发音而额外付出更多精力体力，更主要的是对婴儿语言学习和沟通造成了错误示范和负面影响。比如，孩子在学习非叠音词和短句表达时，家长没有及时调整养育策略，出现养育滞后的现象。

家长应该明确温柔并不等同于奶声奶气和频繁使用叠音词。家长们不应站在成人的视角简单地模仿孩子，而应该了解孩子的生长发育特点，理解孩子的语言和行为，同时为孩子提供丰富的语言环境，与孩子多交流沟通。

3. 训练孩子的视觉和听觉

在外界环境光线的不断刺激下，孩子的视力逐渐发展，到一岁半时，其视力可达 0.4，能看见细小的东西，如爬行的小虫、蚊子，能注视 3 米远的小玩具。还能区别简单的形状，如圆形、三角形、方形。在听觉方面，能寻找不同高度的声源，听懂成人简单的语言，听懂叫自己的名字。

这个阶段的孩子开始能辨认物体简单的形状、颜色和大小，父母要创造机会来训练孩子这方面的能力，可以用不同形状，大小，颜色的积木让孩子去分类识别。儿歌和乐曲是开发孩子智力的好帮手，孩子在听的过程中，**能提**高听力的辨别力，可以发展儿**童的**语言和理解能力，并能陶冶孩子的情操。因此，家长每天抽一点时间给孩子听简单易懂的儿歌或轻快的音乐，孩子听后会显得很高兴，有时还会跟着音乐的节奏"起舞"。

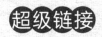

大脑"营养"：丰富的刺激

生物学家马克·罗兹维格将一胎所生的小白鼠分成了三组，A组在纯铁笼的环境中；B组在有少量外界刺激，但仍相对贫乏的环境中生活；C组则在光线充足、设备齐全，外界刺激丰富的多元环境中生活。几个月后的实验结果显示：在外界刺激丰富的环境中生活的老鼠更加机灵好动，各种反应都很敏捷；在刺激匮乏的环境中生活的老鼠显得迟钝，不爱动。

原来，丰富的环境刺激会使大脑皮层变重且增厚，在对人的进一步观察和研究中证实丰富环境中的刺激有助于提高学习力。

快带孩子多去看看外面的世界吧！

4. 养育者单一会造成宝宝语言迟滞、社交障碍

养育者单一对1岁以前的婴儿发展是有帮助的。熟悉的养育者、稳定的生活环境可以有效保护抵抗力和适应能力不足的婴儿健康成长，避免传染性疾病的发生；还可以使婴儿对养育者的依赖程度逐渐增加，更好地适应环境。然而，养育者单一如果持续到第二年，则会让问题逐渐变得复杂起来，1～2岁的宝宝可能会由于环境刺激太少，出现语言发展迟缓（2岁还不会说话）和社交障碍（抱大腿、躲身后、怕陌生人）等问题。

如果爸爸妈妈在宝宝2岁左右时意识到其适应陌生环境困难，那是因为宝宝对主要养育者的依赖程度增加，这时需要爸爸妈妈及时寻求其他辅助养育者的帮助，给孩子和其他辅助养育者（或朋友）互动的机会。

此外，建议爸爸妈妈带宝宝去商场、超市、户外公园等地方。特别是超市，

超市里各类丰富的生活物品带来的视觉和听觉刺激，不但可以帮助婴儿完成生活物品的学习和再认，还能增加婴儿的社交互动需求，促进其语言发展。

5. 艺术教育重熏陶

对孩子的艺术教育包括很多方面，如音乐、舞蹈、美术、文学等。有学者说：艺术的任务是使人高尚起来，而不是教训人。因此对 1 ~ 2 岁孩子的艺术教育应着重在艺术的熏陶上，让孩子在充满艺术美的环境中，接触和感悟艺术，体验和感受艺术所带来的愉悦和快乐。

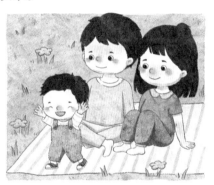

爸爸妈妈应多带孩子去户外游玩，使孩子感受大自然的美丽和多变；日常生活中要常给孩子讲故事、听音乐、看画册，通过这些潜移默化的影响，使孩子逐渐形成对艺术活动的整体印象，引发孩子对艺术活动的好奇心和兴趣，为其以后接受艺术教育打下良好的基础。

6. 引导孩子欣赏音乐

孩子的听觉辨别能力处在不断的发展过程中。音乐旋律中高低、强弱、快慢等的不同变化，比如小鸟飞过去和大灰狼袭来的音乐是不相同的，齐步走与跑步时的音乐也是完全不同的。欣赏音乐时，不仅会使孩子感受到音乐的美，获得积极、愉快的情绪体验，还可以训练孩子的听觉，从小培养孩子的音乐欣赏能力。

为孩子选择的乐曲应是旋律动听、艺术形象鲜明的乐曲。也可以根据不同的活动选择相应的乐曲，如进餐时选择舒畅、愉快的轻音乐，以增进孩子的食欲；睡觉时，为孩子放一些安静、柔和的催眠曲，使孩子尽快入睡。

7. 音乐促进想象力发展

音乐可以促进孩子的智力发展，音乐中的音响、旋律和节奏，能锻炼孩子的听觉感受性。音乐中的音乐形象对于孩子来说，具有促进其形象思维发展的作用，还能引发孩子的联想，产生丰富的想象活动。科学家爱因斯坦曾经说过："想象力比知识更重要。因为知识是有限的。而想象力概括着世界上的一切，推动着进步，并且是知识进化的源泉，严肃地说，想象力是科学研究中的实在因素"。孩子在欣赏音乐，随音乐做动作的过程中，充分地发挥了自己的创造性，极大地发展了自己的想象力。

8. 把问孩子"痛吗？"改为对孩子说"不痛吧！"

我们经常可以听到妈妈对孩子说"痛吗？""头痛不痛？"孩子在路上摔倒了，妈妈赶紧跑过来，一边抱起孩子，一边问道："痛吗？要不要紧？"这种平日不常有的问法，却是造成孩子骄宠的原因之一。

父母问孩子："痛吗？要不要紧？"孩子听了，会连一点点痛也不想忍耐，在父母的骄宠下，孩子表现出摔得很痛；发展下去，即使一点都不痛时，孩子也会说痛，以博得父母的疼爱。

因此，父母应将"痛吗？要不要紧？"改为对孩子说"不痛吧！"如此一来，孩子就会很自然地回答"不痛"。

9. 孩子为什么总是扔东西

1岁左右的孩子喜欢扔东西，大人给他拾起来，他又扔在地上，孩子为什么总是扔东西呢？其实，一周岁左右的孩子喜欢扔东西并不是一件坏事，而是这时期孩子的年龄特点，也是他们的一种探索行为。爸爸妈妈应注意教育孩子懂得什么东西可以扔，什么东西不能扔。当孩子扔食物及易损坏的东西时，应立即将这些东西拿走。

10. 冷水洗脸、洗手、洗脚

日常生活中，我们用温水和洗手液洗手、用洗面奶洗脸是为了清洁卫生。而用冷水给孩子洗脸、洗手、洗脚是为了锻炼，因为孩子身体的局部受寒冷刺激，会反射性地引起全身一系列的复杂反应，从而增强孩子机体的耐寒能力。但晚上还是用温水洗好，以避免由于冷水刺激而引起小儿神经兴奋，影响睡眠。

11. 听音乐做动作

让孩子随着音乐做动作，既可以发展孩子的动作和节奏感，又有助于增进孩子的身心健康。

1岁之前	可以随着音乐在爸爸妈妈的腿上跳跃了
1岁以后	爸爸妈妈可以为孩子选择一些节奏明快、形象鲜明的乐曲，教孩子随着音乐做拍手、走步、踏步等简单的模仿动作

12. 发展口语的关键期

科学研究的结果表明，1～3岁是宝宝学习口语的关键期，是学习的最佳时期。错过了这段时间，对宝宝的语言和智力发展将会造成不可弥补的损失。因为语言的学习是一个连续的过程，前一阶段的发展必然会影响后一阶段的发展，宝宝口头语言发展的水平会直接影响以后书面语言的形成。语言又是宝宝学习知识和发展人际关系的基础，如果语言发展不良，对宝宝的认知能力和社会生活能力都会产生不利影响。

13. 让孩子早开口

1岁2个月的宝宝对爸爸妈妈说的许多话已是"心知肚明"，但受他们语言表达能力的限制，喜欢用动作表达需要和愿望，如想吃苹果，会用手指，而不会直接说出来。这时，爸爸妈妈可以采取"延时满足"的办法，促使孩子用语言表达自己的意思，说出"是"或"不是"，"要"或"不要"，可以配合点头或摇头动作，但一定要坚持"说出来再给"。

14. 父母要避免使用"小耳语"

孩子快1岁时，会发出一些重叠的音，如孩子说"拿拿"，同时，手指着床上的狗熊玩具，就表示"把熊给我"。这种用重叠的词表达多种意义的语言发展阶段，就成为单词句时期。

孩子长到一岁半，能用两三个词组合在一块表达意义，进入多词句时期。开始时，能把两个词重叠在一起，如"妈妈抱""吃饼饼"。快2岁时，出现了简单句，能较准确地表达自己的意思。如能说出："妈妈抱宝宝""宝宝吃饭饭"等。

孩子在语言发展的过程中出现"小儿语"，是因为其语言发展限制了他准确地表达自己的意思。若父母也用同样的语言跟孩子讲话，如对孩子说："滴滴（汽车喇叭声）来了""高高（抬高一些）"……这样做，很可能延迟孩子过渡到说完整语句的时间。

父母在对孩子进行语言教育时，应当了解这一规律，但不能迁就，要通过正确的语言示范，使孩子能较早地说出完整的句子。

15. 孩子会说出"我"很重要

研究发现，在孩子的成长过程中，孩子对自己的认识不是先天获得的，而是后天不断形成的。孩子对自己的各种认识，把自己与别人、别的事物区分开来，意识到自我是个别的、独立的，需要一个过程。

1岁以前的婴儿经常玩"镜子里的宝宝"的游戏，通过镜子，逐步了解镜子里的人像就是自己。

大约从 1 岁开始，孩子能够区分由自己产生的动作和由别人产生的动作之间的区别。

一岁半以后，孩子开始用语言来表示自己和别人，有些孩子直到 3 岁还用名字称呼自己，不能用代词"我"。孩子用"我"来表示自我的称呼，表示他已具有对自己特点的认识，并且用语言界定，因此，孩子会说"我"是自我意识的重大发展，也为他以后的自我意识和社会性发展奠定基础。

在孩子 2 岁以后，家长就要尽量少用"宝宝"或小名指称孩子，而尽可能用人称代词。当然由于"我"指代自己，与孩子用其他人称代词不同，成人除了示范以外，仍要通过游戏进行。比如，当孩子讲不清"给你"还是"给我"，就不给他需要的东西等。

16. 为宝宝哼唱歌曲

音乐是以声音塑造形象的听觉艺术，一岁半以前的孩子虽然还不会唱歌，但妈妈哼唱的歌曲，会使孩子感受到唱歌的趣味，还可以增进妈妈与孩子之间的情感交流，更能激起孩子对唱歌的兴趣。

妈妈在为孩子唱歌时，宜选择一些曲调欢快、节奏明快、篇幅短、音调不高、歌词好记的歌曲。在日常生活中妈妈宜多唱多哼，以利于孩子记忆歌曲，记忆旋律。

17. 教孩子有礼貌

随着孩子语言的发展，父母要有意识地教孩子掌握一些基本的礼貌用语及交往常识，如客人来了，要问好，客人走时，要道别；会用"谢谢，对不起，再见"等礼貌用语；会与小伙伴及熟悉的叔叔、阿姨打招呼。

18. 加强与孩子的情感交流

父母与孩子的情感交流能为其提供情绪的社会性参照，它是孩子在发展的特定时期发生的人际情绪的交流和对他人情绪信息的利用，由此，孩子开始学习如何分辨他人的情绪表情以及如何利用这些情绪信息来指导自己的行为。

半岁至一岁半的孩子，其语言能力尚未发展，情绪的社会性参照在很大程度上决定着孩子的生活质量和发展机会。孩子与父母的主动情绪交流，参照成人的情绪信息，能使孩子避免、摆脱许多险境和危险物体，并有利于孩子调整自己的行为。同时，孩子经常与父母分享情绪体验，有助于丰富孩子的情感世界，密切母子、父子亲情。积极的社会性参照，更能成为孩子认识发展的媒介，促进宝宝探索新异情境和事物，进一步扩大活动范围，发展智慧能力。但要注意的是，父母要尽量避免消极的社会性参照，因为不正确的参照条件会导致宝宝不良的行为、情绪体验，从而形成消极、懦弱的性格，限制宝宝的探索欲望和操作能力的发展。

日常生活中，父母要加强与孩子的情感交流，通过丰富的语言、表情、肢体语言与宝宝沟通，如父母与孩子一起做游戏、看画报、读儿歌，每天抽出一定时间给孩子讲故事，从而为宝宝创设安全的心理环境，让宝宝生活在温馨、和睦的家庭氛围中。

19. 鼓励孩子与同伴进行游戏

同伴交往能促进孩子社交技能及策略的获得、促进孩子的社交行为向友好、积极的方向发展；促进孩子情绪情感、认知能力的发展。在与同伴的交往中，孩子可形成对某些同伴的偏好，相互之间会出现更多的微笑和模仿行为，出现了最早的友谊。通过同伴间的相互模仿和对同伴反馈信息的利用，可发展孩子积极、友好的行为，如分享、合作、互助等，使孩子形成积极、愉悦的情绪情感。孩子正是在与同伴的交往过程中，逐步学习社交技能，不断学习并调整自己的社交行为，逐步发展、丰富自己的社交策略，从而使相互间的同伴交往无论在数量上还是质量上都获得迅速的发展。

但由于这一时期的孩子具有"以自我为中心"的特点，在与同伴玩耍的时候，是各玩各的，相互间缺少交流。因此，父母要引导、鼓励孩子与同伴进行游戏，如在节假日，带孩子去公园，让他与别的小朋友一起玩；邀请朋友的孩子来家里与孩子一起做游戏等。

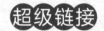

孩子眼中山 VS 布娃娃眼中山

心理学家皮亚杰把三座山的三维模型展示给 2～7 岁的儿童，其中一座山上有十字架，一座山上有棵树，另一座山上覆盖着白雪。一个泰迪熊娃娃坐在桌子的另一头。然后，他将一系列照片给孩子看，并问他们哪一张照片是从娃娃角度看到的，他们不约而同地选择了从他们自己的角度拍摄的那张照片，而非娃娃的。皮亚杰的三山实验说明：2～7 岁的儿童是"以自我为中心"来看待世界的，这意味着他们无法从别人的角度想象事物的样子。

因此，请不要强迫孩子站在父母的角度考虑问题。相反，父母应该从儿童的视角来看待世界，一定会发现别样的美好！

20. 让孩子学会关心

学会关心是一个人最初的责任意识的萌芽。

要使孩子学会关心，父母必须树立好的榜样，不仅要关心孩子的一切，更要关心家庭的其他成员，如爷爷、奶奶等，使孩子感受到家庭的和睦。可在日常生活中让孩子为爷爷奶奶拿小板凳、捶背，为父母拿毛巾、脱鞋等。去动物园游玩时，引导孩子学习关心、爱护小动物。

总之，父母要有意识地利用或创造机会，教育孩子关心他人。

21. 教育孩子珍惜玩具

玩具是孩子探索世界的主要工具，但在生活中我们经常能看到孩子踩踏或乱扔玩具的现象。因此，父母要注意教育孩子爱惜玩具。

首先，提供给孩子的玩具要适量。其次，可通过讲解或"玩具找家"等游戏活动，培养孩子玩完玩具后及时放回原处的良好习惯。最后，通过讲故事、看图片等方式使孩子初步认识到应爱惜玩具，也可以采用适当的惩罚措施，让孩子体验到损毁玩具的后果。

22. 让孩子知道自己的姓名、性别

1岁的孩子，对呼叫自己的名字会做出较正确的反应。

1岁2个月的孩子，在点名时能正确地回答"到"或"是"。

1岁6个月的孩子，开始能说出自己的名字。

父母应经常叫孩子的名字，告诉孩子他们的性别。最初孩子还不能真正理解自己的名字，对自己性别的理解也是从名字、衣着、发型等外表来识别。随着年龄的增长，孩子就会把自己和他人区别开来，并对自己的性别有所认识。这是孩子自我意识的初步发展。

（二）教爸爸妈妈的一招

1. 行走敏感期

1岁以后是婴儿行走的敏感期。在这个时期，孩子是一个自由、活跃的个体，成人应细心地观察孩子的内在需求和个别特质。

在这一时期里，孩子总是充满热情地走着，而家长却疲惫不堪地跟着，于是成人很多时候选择抱起孩子，这既剥夺了孩子通过自己的努力获得成长的机会，也束缚了孩子靠自己的努力走向独立的脚步。此时，成人应放慢自己的节奏，让孩子按自己的步伐和节奏去活动、探索，让孩子在属于自己的敏感期内得到充分的发展。此外，适时适当的鼓励，对孩子来说也是至关重要的。当孩子走的能力发展起来时，孩子可能会重新回到家长的怀抱寻找慰藉、爱意和温情。

一般来说，胖孩子走得比较晚一些，因为他们的两条的腿还难以承受身体的重量。若孩子在冬季开始学习走路，由于穿得厚重，也会受到一些影响。

2. 直立行走——迈开人生的第一步

孩子学走路时必须具备一定的腿部力量。首先，开始学走路时，一定要在支撑物的帮助下进行，如依靠成人的手、栏杆、床沿或学步车等学走路；其次，当孩子刚刚能够脱离支撑物独自站立时，父母切不可急于让孩子独立行走，而应当让他继续在支撑物的帮助下练习。待孩子的腿部力量增强了，能够抛开支撑物，独自稳当地蹲下并起立时才是训练他学走路的最佳时机，这时就需要父母正确、有效的帮助了。

●**具体方法如下：**

训练时家长站到孩子身后，两手扶住他的腋下，帮助他行走，不要牵着孩子的两只手，因为一旦他摔倒，家长会不由自主地猛拽他一下，此举极易导致孩子的关节脱臼。

当孩子自己能够迈步时，父母就可以对他进行独自行走训练了。让孩子站好，自己站在对面50~100厘米处，伸出双手做好保护，面部表情轻松，鼓励孩子大胆地往前走，每走一步，家长可相应地向后退一步，并不断地鼓励孩子，如"宝宝真棒"等。开始时哪怕一次只走二三步，家长也应该把孩子抱起来，亲一亲，以示鼓励。

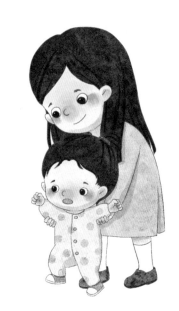

当孩子能走几步时，家长应让他每天练习。可让孩子玩球，当球在地上滚动时，孩子自然有追的愿望，此时完全不会顾及摔倒，一下子能连续迈出几步，这样就会增长孩子走的愿望。

●**注意事项：**

为孩子准备一双大小合适的学步鞋。

可以借助学步车等让孩子学走路，但借助学步车学走路的时间不宜长，并且待在车里的时间也不宜长，否则易形成不正确的走姿。成人应在旁看着，防止车翻倒而使孩子摔倒。

当开始练习走路时，一定要防止孩子摔倒，以减少他的恐惧心理；若是摔倒，父母也要装作很自然的样子，千万不可大惊小怪，以缓解孩子紧张的心情，使他自然而然地学会大胆往前走。

3. 孩子为什么走不好

1~1.5岁的宝宝开始学习走路并能独立行走。此时若孩子仍不能站立，或行走经常摔跤，有可能藏着某种疾患。若孩子在行走时出现下列异常情况，爸爸妈妈应在思想上加以重视，平时注意观察，以便及时发现病情，为早期诊治创造有利的条件。

维生素 D 缺乏性佝偻病，是婴幼儿时期最常见的一种慢性营养缺乏病，多发生于 2 岁以下婴幼儿。它是由于维生素 D 缺乏而引起的体内钙磷代谢紊乱，继而使骨骼钙化不良的一种疾病。佝偻病虽然很少直接危及生命，但因发病缓慢，不容易引起重视，一旦发生明显症状时，会使小儿抵抗力降低，容易合并肺炎、腹泻、贫血等疾病，影响孩子生长发育。因此，必须积极防治。

4. 孩子喜欢光脚走路，好吗

孩子大都喜欢赤着脚走路，甚至有个别孩子因偶尔赤着脚走路而显得特别高兴，这种现象好吗？答案是肯定的。这是因为：

● 光脚走路有利于孩子身心发育，增进健康。实验研究表明，有 80% 左右的孩子在赤脚走路后体质显著增强，特别是从小赤脚走路者，患伤风感冒的次数明显减少。

● 孩子光脚走路，其感觉器官直接接受大地的刺激，可为大脑提供更丰富、更准确的信息，能够刺激神经末梢的兴奋，完善其调节功能，从而增强孩子的抵抗力和耐寒能力，促进孩子的智力发展。

● 孩子赤脚走路，足底的肌肤直接接触地面，能够增强足底肌肉和韧带的力量，促进足弓的形成，避免平足的发生。

5. 教孩子光脚走路

教孩子赤脚走路应注意以下几点：

● 路面要洁净、平坦。若是户外，最好是在有草坪的地方，或专用的砖石路上，不宜选择在水泥地上练习。

●户外光脚走路时，开始时间不宜长，一般在 10 分钟左右，以后逐渐延长，但不宜超过半小时，要注意走与坐相结合。

●宜选择在春末至初秋季节，夏季要防止足部灼伤，不要让孩子在太阳曝晒的地面上走路。

●如果条件允许，可以让孩子多光脚走路，冬季可加穿袜子。

6. 如何对待宝宝的信手涂鸦

涂鸦是孩子视觉经验和身体、手指动作协调的综合成果，对增强脑的指挥能力有很大作用，同时它也是一种自我展示的方式。这种功能是其他任何活动都代替不了的。但就像案例一的乐乐一样，宝宝"乱涂乱画"也愁坏了父母。

对待孩子的涂鸦，家长可以从以下几个方面来做。

（1）为宝宝开辟涂鸦空间。 喜欢干净的妈妈可以为宝宝专门开辟出一块"绘画专区"。例如，在墙上贴一张足够大的纸，让宝宝在规定范围内自由涂鸦。这样一来，既解决了墙面的清洁问题，又为宝宝的涂鸦提供了便利的条件。

（2）适当引导但不过度示范。 有的妈妈过分重视美感、相似度等，常常不自觉地会说出这样的话："你说你画的是一架飞机，怎么不像啊？"然后把笔拿过来，给宝宝示范，真正的飞机是什么样的。妈妈不知道自己已在不知不觉中压抑了宝宝最宝贵的想象力。

（3）尝试不同的绘画材料。 有人认为油画棒最适合孩子，也有人认为水粉颜料才是最佳选择。那么到底什么才是孩子们作画的最佳工具呢？实际上适合的就是最好的。家长可以让宝宝自己进行各种尝试后做出选择。

（4）适时参与。 有时孩子在涂鸦过程中感到气馁，主动寻求父母的帮助。这时父母可以多加鼓励，以加强孩子的自信心，切不可以各种理由拒绝。过分干涉或是拒绝参与都会减少孩子对涂鸦游戏的乐趣。

7. 如何开发孩子的语言能力

孩子语言能力的开发要注意以下几点：

（1）**多与孩子说话**。父母要抓住生活中的每一个细节和孩子交谈，如给孩子穿衣服时，可以说你在做什么，怎样做的。谈话的内容应和孩子的生活密切相关，是孩子所熟悉的事与物。

（2）**尽量使用简单词句**。1～2岁的孩子，语言的发展处于单词句阶段，因此，成人在与孩子语言交流时要尽量使用较简单的词句。

（3）**让孩子认识所接触的事物**。有意识地教孩子认识其周围的事物，孩子注意什么就认识什么，不断启发孩子提问"这是什么""那是什么"。

（4）**看图说话**。在这一阶段，孩子很喜欢图画，父母可以利用这一特点来对孩子进行语言训练。

（5）**交谈中尽量配合着面部表情和手势的变化**。丰富的面部表情及手势变化可以帮助孩子更好地理解你讲话的意思，也有助于提高孩子谈话的兴趣。

8. 如何培养孩子的社交能力

• 接纳孩子的社交困境。爸爸妈妈不要完全凭自己的想法去教育孩子要如何跟别人交往，当孩子在社交方面遇到困难时要平静地对待，过于焦急会让孩子感受到不和谐的气氛。

• 接纳孩子之间的社交"冲突"。孩子的成长过程中都被灌输了这样一种理念：冲突是一个坏事情。冲突意味着关系破裂，所以我们一向避免冲突、压制冲突。但如果父母以成人的力量替孩子们解决矛盾，虽然能够取得一时的和平和宁静，却阻挠了孩子解决问题的能力。因此父母应以平常心对待冲突，不能强加干涉。

• 耳濡目染学礼貌。爸爸妈妈要以身作则，用实际行动向孩子示范社交场合的礼节，平时在家里，家人之间要注意使用文明语言。例如，"劳驾""谢谢""对不起""没关系""别客气"等。孩子会将这种礼貌用语内化，待时机成熟，他自己准备好时会自然融入行为当中。

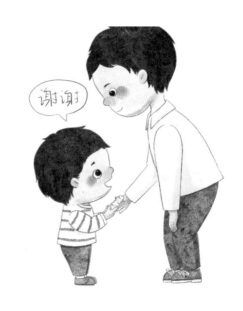

●循序渐进懂分享。让宝宝分享之前，一定要征求宝宝的同意。如果宝宝不同意，则尊重宝宝的意愿，告诉另一方"很抱歉，他不同意"。

9.教孩子用勺吃饭

孩子学习用勺吃饭可分为三个阶段。

第一阶段

一般是在孩子1～1.5岁时，学习用勺将食物送入口中。具体方法：孩子坐在餐桌边，桌上摆放着孩子用的小碗、小勺，碗中饭菜不宜太多，饭菜不宜太烫；父母先示范吃饭，再手把手地教孩子用手拿勺，用勺盛饭菜，然后把饭菜送入口中，反复几次后，可让孩子自己尝试用勺吃饭。开始时，孩子常把勺中食物撒在地上、桌上，甚至弄到脸上，这时，父母要有耐心，否则，会打击孩子吃饭的积极性，也会阻碍这一动作的发展。

第二阶段

在2岁左右，孩子能用勺把大部分饭菜送入口中。这时，父母可用语言鼓励或偶尔帮助的方法让孩子自己用勺吃饭，周围要减少干扰，饭菜要可口。

第三阶段

在2.5～3岁，孩子能独自用勺吃饭了。孩子自己能自如地用勺把食物送入口中，饭菜基本不会乱撒在外面。在这一时期，父母一方面要督促孩子尽量不把饭菜撒在外面，另一方面还要注意孩子吃饭的量够不够，是否有不良的饮食行为等。

10. 孩子吃手怎么办

家长要明白，吃手是孩子在发育过程中的障碍或行为上的偏异，与心理疾病并不一定有联系。吃手有两种表现：一是吮吸手指；二是咬指甲。

吮吸手指多见于婴儿期，许多孩子在出牙的时候，都有吮吸手指的行为，但随着年龄的增长，到2～3岁以后，这种现象会自然消失。如果过了这一年龄阶段，孩子仍然吮吸手指，家长就应予以重视。从心理卫生角度看，这常是孩子自我补偿的一种手段。例如，母亲陪伴孩子时间少，孩子以吮吸手指来解闷，自我娱乐；母亲喂奶时间过短，孩子的心理未得到满足，也借吮吸手指来弥补。

吃手这种习惯应尽快矫正，否则将会影响孩子的发音和社会交往。具体方法如下：

●丰富孩子的生活，使孩子有事可做。

- 用生动形象的语言让孩子明白"病从口入"的道理。

- 不予理会，转移孩子的注意力。

- 实施正强化。如果孩子有所改正就及时给予表扬和鼓励。

- 及时给孩子修剪指甲。

无论使用何种方法，切忌使用警告、威吓的语气，以免适得其反，强化孩子的不良习惯。

11. 孩子发脾气时怎么办

有些孩子稍不如意就会发脾气，那么孩子发脾气时，家长该怎么办？有的家长对孩子是又劝又哄；有的是声色俱厉，结果使孩子变得更任性或者更畏惧。

孩子发脾气时，家长首先要冷静，不要形于神色；其次，可用"冷处理"的方法，成人先不去理会，让孩子感到发脾气对父母是毫无作用的，再次，采取转移注意力的办法。比如，等孩子发了几分钟脾气后，家长对他说："这个汽车真漂亮。"等孩子冷静下来后，家长再用温和的态度，对孩子进行说理教育，指出发脾气是不对的；并且告诉孩子，用哭闹或发脾气来提出要求，父母决不会迁就。

如此 1～2 次后，孩子就会改掉任性、发脾气的坏毛病。

12. "内八字"步和"外八字"步

1～1.5 岁的孩子在开始独立行走时由于腿部力量不足，脚掌缺乏弹性，足弓未发育好，走路时身体左右摇晃，不能保持平衡，两腿间距较宽，手臂摇摆动作与脚的迈步动作不协调，部分孩子出现"内八字"步和"外八字"步。

"内八字"步表现为走路时足尖向内转，两足尖距离小于两足跟距离；

相反，脚尖向外，脚跟向内，就形成"外八字"步。

有的孩子在逐步学会维持身体的重心、动作协调后，会自然改变为正常的走路姿势。因此，父母不必过于担忧；有的孩子到 2～3 岁时"内八字"步或"外八字"步的现象还未见好转，父母就必须对孩子进行走路的训练。

● 每天牵着孩子的手在划有直线的路上，脚中间对着直线一步步走，也可让他单独沿着直线行走。

● 生活中经常提醒孩子走路时脚尖朝前。这样孩子就会逐渐改变过来。

● 有意识地让孩子左右脚的鞋反穿，即左鞋穿右脚，右鞋穿左脚。

● 让孩子穿纠正走姿的保健鞋走路。

13. 如何给宝宝挑选画册

一岁半左右的孩子大都喜欢看画册。那么，怎样为孩子挑选画册呢?

为孩子挑选的画册，应色彩鲜艳、景物突出，但颜色的变化不宜太多，以免引起孩子视觉疲劳；那些冗长、背景较多、陪衬物复杂的画册并不适合这一年龄阶段的孩子。

画册的页面应比较硬，以便于孩子翻阅。

爸爸妈妈最好和孩子一起边看画册边讲故事。这样，既可以帮助孩子理解故事内容，增强孩子对图书的兴趣，还能够增进亲子间的情感交流。

14. 给宝宝讲故事

给孩子讲故事，方法要得当。

● 要选择孩子听得懂、情节生动有趣的故事。如以动物为主要角色的、或故事情节简单的生活类故事。

● 给孩子讲述故事时，要声情并茂，必要时可使用夸张的语气，以引起孩子听故事的兴趣和吸引孩子的注意力。

●讲完一遍故事后，提一二个简单的问题，以帮助孩子加深对故事的理解和记忆。

●重复是加深孩子记忆的好办法，因此，若孩子提出再讲一遍的要求，家长应尽量予以满足，此时是孩子理解词汇，记忆故事情节的最佳时机。

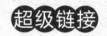

隐形"杀手"：坏情绪

心理学家塞思·波拉克邀请了一群孩子并将他们分为两类，A类孩子的父母性格温和、情绪稳定；B类孩子的父母情绪暴躁，甚至经常打骂孩子。

实验通过出示四张情绪图，悲伤——轻微的不悦——生气——愤怒，让孩子们去观察。A类孩子一般看到第三张图才觉得图中的人在生气，而B类孩子在看到第一或第二张图时就觉得图中的人生气了。

在良好情绪下长大的孩子看待事物更客观；而被负面情绪包围的孩子会变得神经质、敏感。

因此，为了孩子的健康成长，请家长控制住自己的坏情绪！

15. 如何为孩子选择绘本

为给孩子挑选绘本，要考虑孩子的身心发育特点和阅读能力，主要应注意以下几点：

（1）字体大，字数少，文字优美。对这一阶段的孩子来说，过多的文字叙述既无意义，也会削弱孩子阅读的兴趣，因此，句子应短而重复；字体要大，以免损伤孩子的视力。文字要浅显、优美、朗朗上口。

（2）插图线条清晰，避免背景干扰。此阶段的孩子看书主要是看插图，如果插图过于复杂，有不必要的点缀，反而会喧宾夺主，混淆孩子的视听。只要表达出了适当的意思，就是好插图。

（3）装订牢固耐看。孩子看的绘本最好经得起翻阅，所以必须注意装订质量。当然，家庭用书以平装书更为适宜，价钱也较便宜。

（4）配合孩子的生活经验。配合孩子在生活经验方面的进步来选择阅读材料，会让孩子产生更浓厚的兴趣。

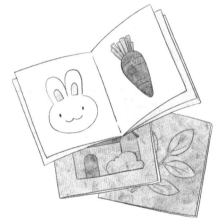

（5）提供参与和互动的机会。如果绘本里的内容要求孩子参与回答问题，或与绘本中的人物对话，孩子的兴趣一定会很高。

16. 怎样使孩子具有良好的情绪状态

培养孩子积极、愉快的情绪，对其现实及将来的生活都会产生较大的影响。因为孩子在出生后早期，在家庭教育的作用下，会形成一定的情绪倾向，这种情绪倾向会影响其成年后的情绪状态及心理健康水平。

为此，父母应注意以下几点。

及时满足孩子的基本需要，如吃、喝、睡眠、运动等的需要。

对孩子的各种行为表现及时给予反馈，让孩子感受到父母的关心和爱护，使孩子具有对环境的安全感和对他人的信任感。

父母每天要抽出一些时间给孩子讲故事，与孩子一起做游戏、开展各项活动，从而营造出一种和谐、美满的家庭氛围，使孩子具有良好的情绪状态。

五、1岁4个月～1岁6个月宝宝的学习与教育指南

（一）动作学习与教育

1. 有趣的线

● **目的**：训练走路的能力，锻炼四肢的力量。

家长可以在地上放一根色彩鲜艳的彩带，摆成直线和弯线。然后在彩带前方摆放宝宝喜欢的玩具。牵着宝宝的一只手，让孩子慢慢地沿着彩带直走、弯走，最后拿到喜欢的玩具。

宝宝的注意时间较短，家长选择的玩具可以变换，如果宝宝对玩具失去了兴趣，家长可以站在彩带的另一端，激发宝宝走路的兴趣。

2. 钻桥洞

● **目的**：发展孩子身体的平衡性和灵活性。

爸爸与妈妈面对面交叉双手，举起来做桥洞，教孩子用多种方法钻过桥洞，如低头弯腰，手膝着地、手脚着地，蹲着走，匍匐爬等。

3. 踩响笛

● **目地**：激发孩子用脚踩物的兴趣，提高脚的动作的准确性。

准备塑胶地板一块、一块布及小响笛等材料，用布将小响笛包好，缝在塑胶地板上，将其固定住，孩子使劲儿在上面踩便会听到响声。

4. 前进中的火车

● **目的：** 锻炼对动作的自我控制能力，培养对他人的信任感。

在地面上站好，让孩子的脚站在家长的脚上，面向或背向家长，并让他用双手抓住爸爸妈妈的腿站稳。爸爸妈妈用手轻轻扶住宝宝的肩膀，并告诉宝宝火车就要开动了。接着爸爸妈妈开始慢慢地在地面上走动。渐渐地，爸爸妈妈可以加快走路速度，直到宝宝觉得累了再停下。

也可以通过这个游戏教孩子跳舞：让宝宝踩在家长的脚上，按照节奏随着爸爸妈妈的动作一起摇晃。孩子一定会从中享受到很大的乐趣。

5. 猫咪走路

● **目的：** 锻炼孩子手、膝的协调性，发展大肌肉群的力量。

准备地毯一块，孩子两手和两膝着地，抬头，模仿猫咪走路状，在垫子上手膝着地交替向前爬行。

6. 上楼梯

● **目的：** 通过上楼梯的游戏，训练孩子身体的平衡性，提高其运动能力。

把宝宝领到楼梯前，教他上楼梯。可以把玩具放在第五、六级台阶上。这一年龄段的孩子一般能单独上台阶，所以，孩子上了三级台阶就可以把他抱起来。让孩子反复地进行这一游戏。爸爸妈妈要注意保护，以防孩子掉下来。可以为孩子喊"加油"，以增强其对这一游戏的兴趣。

7. 小手拍拍

● **目的：** 促进双臂动作的协调性，增进亲子关系。

家长和宝宝一起有节奏地念儿歌，并随儿歌内容做相应的手臂动作，念完最后一句，家长就问："宝宝小手在哪呀？"宝宝把藏在背后的手伸出来说："这里！"反复做游戏 2 ~ 3 遍。

在做操时鼓励宝宝随节奏做动作，同时爸爸妈妈应保持情绪愉悦，这种情绪会感染宝宝。

小手拍拍

小手小手拍拍，我的小手举起来。（做拍手、上举的动作）

小手小手拍拍，我的小手抱起来。（做拍手、抱娃娃的动作）

小手小手拍拍，我的小手转起来。（做拍手、转手腕的动作）

小手小手拍拍，我的小手藏起来，藏起来。（做拍手、把小手藏到背后的动作）

8. 学步操

● **目的**：锻炼孩子的下肢力量，训练孩子的平衡能力。

为孩子准备一根长约 0.7 米、直径 2 厘米的木棒或竹竿，要求光滑无刺。妈妈与孩子面对面站在地上，双手向前平伸，手紧握木棒，成人双手握住孩子握木棒的双手。妈妈教孩子双手扶木棒上举，孩子双手扶木棒下蹲；孩子双手扶木棒起立，孩子双手扶木棒向前走四步。辅助孩子做操时，妈妈应用亲切、生动的语言对他说："上举""下蹲""起立""走步。"动作要随和轻柔，走的步数可根据孩子情况增加；还要注意安全，防止孩子摔倒。

9. 登高

● **目的**：通过爬上爬下的动作，锻炼孩子身体的平衡性、手脚的协调性和灵活性。

把室内收拾好，留出宽敞的空间，用小桌子、木箱等作为高台，教孩子往高的地方爬，鼓励孩子向似乎爬不上去的高度挑战，鼓励孩子反复地爬上爬下。随着年龄的增长，孩子逐渐会对往下跳产生兴趣，刚开始时会有点害怕，后来就能大胆地跳下来，爸爸妈妈要注意在旁边保护。

10. 学不倒翁

● **目的**：训练孩子在身体摇动中学会保持平衡。

教孩子推动桌上放着的不倒翁，边推边念儿歌："不倒翁，翁不倒，推一推，摇一摇，推呀推推不倒。"然后对孩子说："宝宝来学不倒翁，妈妈来推你。"同时，妈妈握住孩子的两只手轻轻向后推动，反复数次，使孩子理解推动的意义，并配合儿歌的节奏进行前后推动的动作。再让孩子背靠墙或壁橱站稳，妈妈念儿歌："小宝宝，站站好，推呀推，推不倒。"边念儿歌边用一只手左侧向右侧推一下，使他失去平衡，同时用另一只手挡住，使他不跌倒，并逐渐复位。

11. 看谁能追上我

● **目的**：促进孩子肢体的协调性。

妈妈让宝宝追逐自己，开始时可以放慢速度，故意让宝宝追上，使宝宝对这个游戏产生兴趣，然后逐渐加速。待宝宝快跑达到一定速度以后，在游戏过程中妈妈要注意纠正宝宝的跑步姿势。

此游戏是利用宝宝的好胜心理，练习宝宝的快跑能力。可以先在家中一个房间玩，待稍微熟悉以后，可以在几个房间玩，进而扩展到室外。同时也要注意安全，防止宝宝摔跤。

12. 跨越障碍物

● **目的：** 练习跨过障碍物。

在地面上放一根彩色的绳子或小玩具，也可以在地面上划几个圆圈，让孩子从上面跨过去，或一连跨几个物体。

13. 拉大锯

● **目的：** 锻炼孩子的腰背肌、颈肌；培养愉快的情绪及亲子间的感情。

孩子坐在妈妈腿上，妈妈两手扶住宝宝掖下，然后有节奏地一仰一拉，好像拉锯，使孩子的腰背肌、颈肌得到锻炼。玩时可配上歌谣，以提高孩子的兴趣。念完儿歌后，妈妈可以把孩子搂在怀里亲亲。

拉大锯

拉大锯，

拉大锯，

拉一拉，

锯一锯，

拉个宝宝亲一亲。

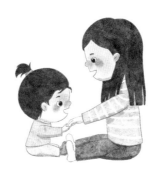

14. 双手拾物

● **目的：**训练手指的灵活性，手眼、手脚的协调性；积累操作经验，感知物品的性质。

家长可以准备两只小筐以及蚕豆、红枣、核桃、棉花糖等不同手感的食物若干，小熊玩具一只。

妈妈拿出小熊玩具并讲故事："今天天气真好，小熊晒了好多食物用来过冬，现在都晒好了，小熊想请宝宝来帮帮它，把晒好的食物收起来。"请孩子用两只手一起捡，捡来放到妈妈的筐里。在孩子捡的过程中妈妈可以提示孩子："这是软软的棉花糖，这是硬硬的核桃，这是软软的红枣。"

宝宝捡完后，妈妈可以拿出糖果，以小熊的口吻向宝宝道谢。

15. 滚动硬币

● **目的：**培养孩子手指合拢的能力和手眼协调的能力。

捡拾硬币

妈妈用大拇指、食指、中指将硬币在平滑的桌子上拾起来。让宝宝仔细观察后，去捡硬币。（家长要看好宝宝，以防宝宝吞食）

滚动硬币

宝宝自己学着用大拇指、食指、中指将硬币在平滑的桌子上滚动。

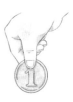

有趣的滚动游戏可以让宝宝在训练手指动作的过程中提升专注力，而且还能为宝宝日后握笔、运笔奠定基础。

16. 接球

● **目的：** 在接球的游戏中，培养孩子的灵敏性和注意力。

妈妈面向宝宝坐着，距离50厘米～1米，慢慢地几乎是手递手地把球扔给孩子，他会使劲儿张开两手把球抱住。然后，妈妈对孩子说："来吧，这回该你了，把球扔给妈妈。"说着伸出手，2岁的孩子能够用双手把球扔过来。待孩子熟练之后，逐渐拉开距离。

17. 拧拧看

● **目的：** 发展孩子小手指的灵活性，锻炼孩子的手指力量，提高孩子的手眼协调能力。

家长可以准备带盖子的各种瓶子，瓶中分别装小纽扣、玻璃球、石子、纸团等。妈妈拿出各种瓶子，让宝宝摇一摇、晃一晃，听听里面有什么声音。并问宝宝："怎样才能知道里面是什么？"鼓励宝宝自己动手打开盖子。用语言引导宝宝打开盖子："拧一拧。""加油！""转一转。""摇一摇。"这有利于宝宝丰富词汇，协调动作。

当宝宝打不开时，家长可以适当地给予帮助，把盖子拧松一点，让宝宝接着打开盖子。

家长要注意，为宝宝提供的瓶子应是清洁卫生、不易破碎的。

18. 我是小炮兵

● **目的：** 发展孩子的视觉、听觉和手部肌肉力量。

将两块或数块积木叠起来，放在桌上离胸前约20厘米处，玩时孩子两手抱拳，从胸前使劲往前推，嘴里发出"轰——轰——轰"的声音，就算是发射炮弹了；或拿一根塑料圆棒当作大炮，随着"预备——开炮"的口令，用圆棒对准积木块打去，并发出"哗——哗——"的声响，这样才算"发射"成功。

19. 接龙

- **目的：** 锻炼孩子的手部小肌肉群。

妈妈可以准备各种玩具积木。先让宝宝自由摆弄玩具，引起宝宝兴趣。然后引导宝宝用积木玩接龙游戏。妈妈先示范，告知宝宝接龙的规则和方法：将各种玩具按直线一个挨一个地摆放在一起。让宝宝自己尝试玩接龙游戏。

20. 我有两只鸡

- **目的：** 引导孩子根据儿歌内容做简单的动作。

我有两只鸡

我有两只鸡，
身穿花花衣。
一只是公鸡，
一只是母鸡。

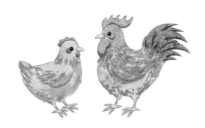

让孩子随着儿歌做如下动作：双臂放在身后，弯曲膝盖，脚尖着地，模仿小鸡走路的样子。

21. 跳一跳

- **目的：** 使孩子能在音乐的伴奏下，愉快地跳跃。

选择一些节奏明快的音乐，让宝宝跟着音乐的节奏原地跳跃。爸爸妈妈可以和孩子一起跳。

22. 摇啊摇

● **目的**：让孩子感受儿歌中的节奏，锻炼孩子的平衡感。

把孩子放在腿上坐好，一边念儿歌，一边合着儿歌的节奏和拍子左右摇晃。妈妈在为孩子念儿歌时，要鼓励孩子和自己一起念。

摇啊摇

摇啊摇、摇啊摇，

摇到外婆桥，

外婆叫我好宝宝，

糖一包、果一包，

又有团子又有糕。

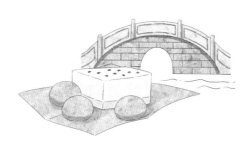

23. 我是幸福的

● **目的**：让孩子理解歌曲并能做简单的动作。

爸爸妈妈先和孩子一起欣赏歌曲《如果感到幸福你就拍拍手》，然后让孩子根据歌曲中所唱的，如唱到要拍手时，提醒孩子拍手，唱到要跺脚时，提醒孩子跺脚。歌曲如下：

我是幸福的

注：⊗拍手
⊟拍肩
⫘踩脚

1＝C 4 / 4

5·5	1·1	1·1	1·1	7·1	2 0	○	○
如果	感到 幸福	你就 拍拍	手⊗	⊗	⊗
如果	感到 幸福	你就 拍拍	肩⊟	⊟	⊟
如果	感到 幸福	你就 踩踩	脚⫘	⫘	⫘

5·5	2·2	2·2	2·2	1·2	3 0	○	○
如果	感到 幸福	你就 拍拍	手⊗	⊗	⊗
如果	感到 幸福	你就 拍拍	肩⊟	⊟	⊟
如果	感到 幸福	你就 踩踩	脚⫘	⫘	⫘

5·5	3·3	3·3	3·3	2·3	4	3·2	1
如果	感到 幸福	你就 来	表	示	吧
如果	感到 幸福	你就 来	表	示	吧
如果	感到 幸福	你就 来	表	示	吧

7·1	2·2	2·1	7·5	6·7	1 0	○	○
我们	大家 都来	一起 拍拍	手⊗	⊗	⊗
我们	大家 都来	一起 拍拍	肩⊟	⊟	⊟
我们	大家 都来	一起 踩踩	脚⫘	⫘	⫘

（二）认知、语言的学习与教育

1. 什么声音

● **目的：** 逐步训练孩子对声音的分辨能力。

用录音机把各种声音，如汽笛声、车铃声、雷雨声、鸡鸣犬叫声等收录下来，放给孩子听，并在录音或播放时用简单易懂的语言加以说明，让孩子学习辨别各种声音。还可通过模仿对孩子进行辨音训练。

2. 看图书，讲故事

● **目的**：训练孩子的语言理解能力。

选一本适合宝宝看的图书，妈妈和宝宝一起看图书，给宝宝讲故事。宝宝对故事的内容熟悉了，这时，妈妈就故事中的情节提出问题，让宝宝回答。妈妈要注意：如果宝宝一时回答不出问题，妈妈可以给一点提示。

3. 找妈妈

● **目的**：让孩子通过观察找出事物之间的简单联系，发展孩子的语言表达能力。

家长准备鸡妈妈、鸭妈妈图片各1张，小鸡、小鸭图片若干，小筐1个。

妈妈拿出小鸡、小鸭的图片："宝宝看，今天妈妈的筐里有好多小鸡和小鸭。小鸡的嘴巴是尖尖的、小小。小鸭的嘴巴是扁扁的、大大的。它们这里跑跑、那里跑跑，到处找小虫吃。现在找不到自己的妈妈了，请你来帮它们找妈妈吧。"

妈妈在地面上贴鸡妈妈图片："鸡妈妈的嘴巴是尖尖的、小小的"；贴鸭妈妈图片："鸭妈妈的嘴巴是扁扁的、大大的。"

妈妈把小鸡、小鸭图片给宝宝，让宝宝自己配对找妈妈。并在游戏过程中引导孩子说："这只是小鸡，尖尖的、小小的嘴巴。""这只是小鸭，扁扁的、大大的嘴巴。"

4. 互相帮助

● **目的**：让孩子了解故事的大概内容，感受语言变化中的美感。

　　一对鸭子，在河里快乐地游着，看，它们游得多么远！

　　一只小鸡在河边看得高兴极了。它也想到水里去玩玩。可是，它一跳下去，就淹在水里爬不起来了。

　　这时，公鸡和母鸡赶来了。公鸡"喔喔喔"地大叫，鸭子在远处听见，赶快游回来，把小鸡救起来了。

　　公鸡和母鸡谢谢鸭子。鸭子说："不用谢，我们应该互相帮助啊！"

　　有一天，母鸭生了一个蛋，可是它不会孵。母鸡走来说："我替你孵。"母鸡替母鸭孵蛋，不久，就孵出了一只可爱的小黄鸭，鸭子谢谢母鸡，母鸡说："不用谢，我们应该互相帮助"。

好宝宝

小袋鼠，不害臊，
天天都要妈妈抱，
我有腿，自己走，
妈妈夸我好宝宝。

乌龟爬坡

小乌龟，笨拙拙，
蹬腿伸脖要爬坡，
吐噜噜，扑通通，
像块石头滚下坡。

雪花	对对谣
天上雪花飘，	什么红？花儿红。
我把雪来扫。	什么绿？草儿绿。
堆个大雪人，	什么白？云朵白。
头戴小红帽。	什么黑？煤块黑。
安上嘴和眼，	什么黄？玉米黄。
雪人对我笑。	什么紫？葡萄紫。
	什么蓝？大海蓝。

5. 你听到了什么

●**目的：**培养孩子对声音的感知能力，让孩子说出听音乐时的一些感受。

为孩子选择一个音乐片段，然后和孩子一起听，边听边问孩子："你听到了什么？""你觉得有什么东西？"，帮助孩子感觉并分辨音乐中的明显变化，并让孩子大胆地说出自己的感受。鼓励孩子模仿音乐中的声音。

6. 尝味道

●**目的：**通过孩子的自身体验来发展其嗅觉和味觉功能。

在日常生活中，爸爸妈妈要有目的地鼓励孩子去嗅不同的气味，品尝不同的味道，并在训练的过程中用一定的语言进行强化，比如孩子吃了西红柿或苦瓜后，问他"酸不酸""苦不苦"等，以发展孩子的嗅觉和味觉功能。

7. 摸一摸

●**目的：**增强孩子对各种物体的感知能力，逐步发展孩子的触觉功能。

在日常生活中，爸爸妈妈要有意识地给孩子提供各种不同性质的玩具，比如，黏手的橡皮泥、毛茸茸的玩具狗、光滑的金属汽车等，供孩子触摸摆弄，让孩子接触冷暖、轻重、软硬等性质不同的物体。

8. 卷花卷

●**目的：**让孩子在具体活动中理解"卷""转"等词的含义，以促进知觉的发展。

妈妈给宝宝介绍游戏方法：把毛巾在床上展开，宝宝躺在毛巾的一边，宝宝边滚边把毛巾裹在身上。妈妈带动宝宝一起念："卷卷卷，卷花卷、卷成一个小花卷；卷卷卷，卷花卷，卷成一个大花卷。"家长和宝宝一起做游戏，卷2～3次后结束。

宝宝在滚时，家长要帮助其掌握好方向，"花卷"做好后要慢慢散开，注意不要太快。游戏还可以变为让宝宝拿住毛巾的一头来卷家长。

9. 玩具哪儿去了

●**目的：**让孩子明白东西不见了并不是不存在了，知道一个物体可以从一个地方移到另一个地方，从而认识到物体的永久性，并培养孩子的注意力。

妈妈找出几样宝宝熟悉、喜爱的玩具，如布娃娃、小汽车、积木等，和宝宝玩一会儿。然后让宝宝坐在沙发上，妈妈开始藏玩具。玩具要放在不同的地方，如布娃娃放在床上，小汽车放在桌子下面，积木放在茶几上，一定要让宝宝看到妈妈藏的过程。最后，请宝宝把玩具一一找出来。妈妈要注意：藏玩具时，一定要让宝宝看清楚；藏的范围不要太大；宝宝找到一样玩具时，要及时给予鼓励和表扬。

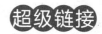

超级链接：藏起来≠不存在

当孩子 1 岁时，皮亚杰把娃娃藏在一块红布下面，然后让孩子看着它移到另一块蓝布下面，孩子会正确地在蓝布下寻找。但若未看到向蓝布下移动的动作，孩子便不会去蓝布下寻找。即 1 岁的孩子还不能处理"看不见的转换"（能够根据物体位置的变化找到隐藏物，但对没看到的可能发生的动作缺乏概念）。

当孩子 1 岁 6 个月时，即使没有看到在蓝布下藏的动作也会尝试寻找，宝宝的思维发展到"眼不见，心在想"的阶段。

因此，在孩子 1 岁 6 个月以前玩"玩具哪去了"的游戏时要让孩子看到你藏的动作！ 1 岁 6 个月以后，你就可以随便藏啦。

10. 小茶会

• **目的**：训练孩子的协调能力，以及让孩子认识水。

天气晴朗时，带一套塑料茶具到户外去，并在一个塑料大碗里装上水。假装爸爸妈妈是来"喝茶"的，鼓励孩子把茶壶装满，给爸爸妈妈倒茶。

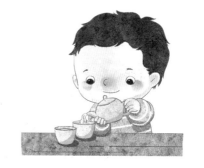

这个游戏对孩子的协调能力是个挑战，也有助于让他了解一些水的特性，譬如，水总是向下流而不会逆流。

爸爸妈妈要有耐心，即使孩子弄脏了衣服或打翻了茶碗也没有关系。

11. 认路回家

● **目的**：训练孩子的记忆力。

妈妈带着宝宝到附近商店购物或者从街上回家时，让宝宝走在前面"带路"，看宝宝能不能认识回家的路。如果宝宝走错了，妈妈就要告诉宝宝一个记号，如楼前的一棵大树、一座雕像等，让他记住下次不要走错。

12. 我看到了

● **目的**：提高孩子对物品形状、颜色等各方面特性的观察能力和记忆力；让孩子认识周围的事物，培养方向感。

首先，爸爸妈妈和宝宝一起坐在房间里的地板上，让宝宝用句式"我看到了，我看到……"把看到的物品的名称说出来。

其次，爸爸妈妈说出物品的名称，让宝宝把对应的物品拿给自己，并碰触和感知物品。提示宝宝说出物品的颜色和形状，并鼓励宝宝在房间里找出与其颜色和形状相同或相似的其他物品。玩一会儿后，爸爸妈妈可以和宝宝互换角色继续进行。

家长也可以把宝宝带到大街上或者公园里玩这个游戏。可以让宝宝指出提到名字的事物，一边走一边玩这个游戏。

13. 认识三角形

● **目的**：认识三角形，发展孩子的形状知觉能力。

爸爸妈妈可以用色彩鲜艳的笔在纸上画出各种三角形图案，并告诉孩子："这是三角形"；还要结合家里的三角形状的实物，如三角尺、三明治等反复教孩子认识三角形。经过多次指认，孩子便能分辨出三角形了。

14. 图形宝宝找朋友

● **目的：** 让孩子认识图形并配对。

家长先在同一瓶子的瓶身和瓶盖上贴上一模一样的两个几何图形，再把瓶身和瓶盖分别放在两个筐里。

妈妈随意拿起一个瓶子，指着上面贴的几何图形问宝宝："这是什么颜色？什么图形？"妈妈："宝宝，请你在放瓶盖的筐里找出一个和它一模一样的图形，把瓶盖拧上去，让它们配对做好朋友。"宝宝自己找出相应的瓶盖后，把瓶盖拧好。每完成一个，妈妈都要给予肯定和表扬。

做游戏时，家长要循序渐进，视孩子掌握的情况，适当增加颜色和图形的种类。

15. 汉字配对

● **目的：** 使孩子学图识字，并增强孩子的记忆力以及辨别能力。

购买两套完全相同的图卡，将几幅认图卡或认字卡混放，让宝宝配对，孩子会很有兴趣地做这项游戏。

16. 涂涂画画

● **目的：** 锻炼孩子的手指动作和色彩感知能力。

妈妈用蜡笔或水彩笔在纸上画太阳、大树、小草等，以引起宝宝画图的兴趣。然后，把蜡笔交给宝宝，让他随意涂涂画画。妈妈要注意，不要让宝宝把笔往嘴里放。

17. 分水果

● **目的：** 让孩子认识常见水果并发展孩子的辨别能力。

将一些水果，如橘子和梨、苹果等放在一起，教孩子将苹果、橘子和梨分开来放，把苹果放在大盘子里，橘子放在小盘子里，梨放在碗里。

18. 数字歌

• **目的**：让孩子跟着妈妈念准儿歌的节奏，初步理解数的概念。

让孩子伸出自己的手，然后妈妈和孩子一起念儿歌：

念到"一二三"时，妈妈伸出一个手指头、二个手指头、三个手指，让孩子来看；念到"四五六"时，则伸出四个、五个、六个手指，快念完时，将两只手都伸出来。

一二三，爬上山，
四五六，翻跟头，
七八九，拍皮球，
张开两只手，
十个手指头。

19. 小手绢

• **目的**：让孩子认识手绢，知道手绢的用途，养成讲卫生的好习惯；学习团、搓、揉、对折的技能，发展手眼协调的能力。

家长准备一块手绢，并跟宝宝谈谈手绢的用处，念儿歌："小手帕,四方方,每天放在口袋里,干干净净真漂亮。"之后带领宝宝玩手绢变变变的游戏：

变小、变小、变小(将手绢对折几次，变小)；
变大、变大、变大(将手绢逐渐打开，变大)；
还可以变圆(团、揉)、变长(搓)。

20. 叠手绢

● **目的：** 让孩子知道折叠是怎么回事。

妈妈教宝宝叠手绢。妈妈先给孩子示范一下，将手绢对角折叠起来，或者是按边来折，并告诉孩子："妈妈在叠手绢"。示范多次后，引起孩子的兴趣，然后让孩子试着做。孩子叠不好没有关系，只要孩子能学着妈妈的样子叠就可以了。

21. 认识生活用品

● **目的：** 让孩子了解物品的用途。

在桌上摆放好水杯、勺子、毛巾、铅笔等物品，妈妈问孩子："喝水用什么？""写字用什么？"等问题，让孩子指出相应的物品。

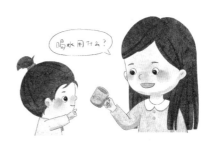

22. 宝宝买水果

● **目的：** 教孩子认识常见的水果，并能说出2～3种水果的名称；培养孩子专心倾听的能力。

妈妈拿出水果盘："今天妈妈要来卖水果了，卖水果，卖水果，谁要买我的水果？"妈妈边叫卖边在宝宝面前走动。当宝宝说"我要买（水果）"时，妈妈就走到孩子面前，问："你要买什么水果？"（或"你爱吃什么水果？""你喜欢什么水果？"）当宝宝回答后，妈妈就把水果给宝宝，并说："你说得真清楚！"及时给予鼓励。游戏5～8分钟后结束。妈妈逐一说出水果的名称，宝宝根据名称分别找到对应的水果。

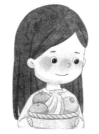
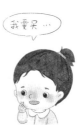

家长去菜市场买菜和买水果都是对宝宝进行词汇训练的大好时机，不妨带宝宝一起去，让宝宝认识一些常见的蔬菜、水果，丰富宝宝的生活经验，为宝宝以后的语言发展提供充分的词汇准备。

23. 我给大家分饼子

● **目的：** 教孩子会撕纸，并能较快地撕纸。

给孩子一张旧报纸，首先妈妈可以把报纸撕成一个大的圆形，然后告诉孩子："这是妈妈刚做好的饼子，现在家里来了很多客人，需要宝宝把这个饼子分成很多块，分给他们，宝宝愿意帮助妈妈吗？"然后指导孩子将报纸撕成很多小块，撕得越小越好。

（三）情绪、社会交往的学习与教育

1. 逛动物园

● **目的：** 让孩子认识常见动物，学说动物名称。

利用节假日带孩子去动物园，认识几种动物，告诉孩子每种动物的名称、特征、习性。然后让孩子说说在动物园里看见过哪些动物，它们爱吃什么。

2. 捉影子

● **目的：** 使孩子情绪愉快，训练其集中注意力和追逐事物的能力。

准备一面小镜子，家长拿着镜子，站在阳光能照射到的地方，朝阴影处晃动，引导孩子去捕捉镜子的反光。镜子的反光可以先反射到孩子的身上（不要照到眼睛上），吸引孩子的注意后，再反射到别处，逗引孩子去捉。

3. 起起落落

● **目的**：让孩子与爸爸妈妈一起做简单的音乐游戏，增进亲子感情。

爸爸妈妈熟悉了下面的歌曲和动作后，先轻轻地哼唱，以引起宝宝的注意；然后，一边唱着歌，一边和宝宝做游戏。拉着宝宝的手，坐起来，然后放下去。可以多做几次。

起起落落

1=C 4/4

5 5 3 — |1 2 3 — |5 5 3 — |1 2 3 — |
坐 起 来　　躺 下 去　　坐 起 来　　躺 下 去

5 5 6 5 |2 3 5 — |5 5 6 5 |2 3 1 — ‖
坐 坐 躺 躺 真 有 趣　　练 得 浑 身 有 力 气

4. 我的小脚丫

● **目的**：让孩子在活动中感知自己小脚的特点；产生初步探索身体的兴趣；知道自己的脚小、爸爸妈妈的脚大。激发孩子对长大的渴望。

宝宝伸出自己的小脚，动动脚指头，挠挠脚心，数数脚趾头。爸爸妈妈伸出自己的大脚，让宝宝挠挠脚心，数数脚趾头。再比比谁的脚大，谁的脚小。之后，宝宝和爸爸妈妈一起用脚蘸上操作盆里的颜料，在白纸上走一走，变成一幅幅漂亮的脚印画。

家长还可以让宝宝光着脚到沙滩上去走一走，踩出自己的脚印。

5. 坐飞机

● **目的**：让孩子体验合作游戏的快乐。

让宝宝骑到爸爸的肩上，爸爸抓住宝宝的双手说："飞机就要起飞了，请旅客坐好。"然后慢慢站起，在地上转一两圈，说："到站了，请旅客下飞机。"让宝宝下来。可以反复做。

6. 划船

● **目的**：让宝宝与成人一起玩一个游戏，并初步感知什么是良好的人际关系。

妈妈设定游戏的起点和终点，在终点放一些玩具，然后让宝宝在起点坐好。宝宝双腿分开坐在妈妈的腿上，搂着妈妈的腰。妈妈双手向后撑地，双腿一伸一屈向终点前进。到达终点后，妈妈把玩具拿给宝宝。

7. 咚咚咚

● **目的**：培养孩子的社交能力，学会尊重他人。

宝宝在房间里，妈妈在外面"咚咚咚"地敲门。妈妈说："咚咚咚，我是妈妈，可以进去吗？"宝宝回答："好，请进！"接着互换角色，由宝宝敲爸爸妈妈的房门。

8. 手指偶

● **目的**：让孩子学习礼貌性的情景对话，训练孩子与人交往的礼节。

妈妈可以把两个不一样的手指偶戴在自己的两个指头上。

妈妈首先舞动自己手指上的手指偶，进行情景对话："见面先要问声好，点个头弯个腰，再握握手。"进行一些礼貌而又简单的对话。

由于宝宝在刚开始的时候还不是很熟，妈妈可以和宝宝每人都戴一个手指偶，然后两个人之间再进行一些礼貌问候。等宝宝对此熟悉之后，就让宝宝把两个手指偶戴在他自己的手指上，让宝宝自己进行礼貌性的情景对话。

9. 我爱花草树木

● **目的**：让孩子感受大自然的美，欣赏大自然。

在鲜花开放的季节，爸爸妈妈带孩子到附近的公园或花坛去看看。出发前，告诉孩子："我们今天要去看许多的花草，宝宝一定会喜欢的。"在观看的过程中，爸爸妈妈可以边走边问孩子："这个花好看吗？""它是什么颜色的？""这朵花的颜色和另一朵一样吗？"等类似的问题。

10. 给亲人的信

● **目的**：让孩子寄信给亲人，培养孩子的亲情理念。

准备一个宽 2 厘米、长 15 厘米的小纸盒作为邮筒，以及一些旧信封。

先把准备好的纸盒放好，再把事先准备好的旧信封拿给宝宝，妈妈做示范，将旧信封一封一封放到纸盒里。在投信封的时候，还要告诉宝宝这封是给寄给谁的信，信里面写了什么。然后再引导宝宝自己说出信要寄给谁，并让宝宝说出他想对收信人说些什么话。这个人最好是宝宝所熟悉的人，如爷爷奶奶或者是外公外婆，因为宝宝对他们的感情比较深，所以宝宝更乐意把信寄给这些人。

11. 自己的东西

● **目的**：教孩子初步建立物品的类别概念，训练孩子的辨认能力。

准备宝宝常穿的鞋一双、衣服一件、玩具一件、父母专用物品若干（如剃须刀、化妆品、手表、杂志等）。

把孩子领到鞋架前，
让他把自己的鞋挑出来。

把孩子的鞋或衣服、玩具混入
成人的用品中（一次只放孩子的一样
用品），让孩子挑出自己的用品。几
次后，逐渐增加孩子用品的数量，让
孩子一一挑出自己的用品。

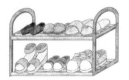

让孩子自己去拿要穿的衣服、鞋帽和要玩的玩具。

12. 走小路

● **目的**：训练孩子学会遵守简单的活动规则，初步培养其规则意识。

用粉笔在地上画一条"小路"，让孩子走。要求孩子不越线地走完全程，完成后给予表扬。开始时，"路"可画得宽一些，然后逐渐变窄，以增加走的难度。活动也可以移到户外的小径上进行，规定孩子只能在铺好的通道上走，不能出线。

13. 捡蛋

● **目的**：培养孩子大胆、独立完成任务的能力。

妈妈准备纸制的鸡蛋、小筐。边念儿歌《母鸡下蛋》边将鸡蛋散放到场地中间。妈妈告诉宝宝："鸡妈妈生了许多蛋。宝宝快帮鸡妈妈把蛋捡回来，放到小筐里。"引导宝宝学会四处寻找鸡蛋，提醒宝宝将鸡蛋放到指定的小筐里，注意尽量让宝宝独立完成捡蛋任务。

随着自我意识的逐渐增强，宝宝对小动物可能会出现害怕心理，害怕小动物会伤害自己，从而不喜欢小动物。因此，家长可以陪同宝宝一起接近一些比较温顺的小动物，逗小动物玩耍。告诉宝宝要轻轻地触摸小动物、爱护小动物，逐渐让宝宝喜欢上小动物，和动物做朋友。

母鸡下蛋

咯咯哒，咯咯哒，

鸡妈妈下蛋啦！

咯咯哒，咯咯哒，

生了一个大鸡蛋。

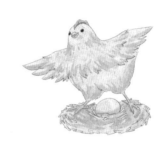

14. 我的好妈妈

- **目的**：让孩子学会关心家人。

爸爸教孩子唱《我的好妈妈》："我的好妈妈呀，下班回到家，劳动了一天多么辛苦呀。我的好妈妈，请您快坐下，让我亲亲你呀，我的好妈妈。"在妈妈下班回家之前，爸爸可以教孩子给妈妈准备好拖鞋，放到门口；在妈妈回来之后，让孩子递毛巾给妈妈。

15. 快乐的旋转

- **目的**：帮助孩子克服面对新事物时的恐惧感，对他人建立信任，一同分享游戏的乐趣；体验不同的活动，锻炼身体协调能力。

家长与宝宝面对面站在客厅的中间，然后抓住宝宝的手腕开始旋转，让宝宝随着家长转圈。同时，家长还可以模拟发出飞机发动的声音或是唱一首宝宝熟悉的歌谣。在转圈时，随着宝宝对游戏的熟悉，可以逐渐改变速度和高度。连续玩这个游戏，但如果宝宝累了，不愿意玩了，就应马上停止。

家长注意控制旋转的速度，特别是开始的时候不要太急，不要吓着宝宝或使他感到头晕，不应该勉强宝宝玩这个游戏。

16. 妈妈哭了

● **目的**：培养孩子的同情心和爱心。

妈妈手里抱着一个布娃娃，对孩子说："宝宝，你看娃娃哭了。"观察孩子的反应，引导孩子去安慰娃娃。

妈妈假装哭泣，吸引孩子的注意力，爸爸去安慰妈妈，拍拍妈妈的肩膀。爸爸引导孩子去安慰妈妈。

爸爸妈妈还可以结合在生活中遇到的一些情况，如小朋友摔倒了、家人生病了等，随时对孩子进行类似的教育。

17. 谦让

● **目的**：培养孩子谦让的美德和社交能力。

妈妈拿出一张毛毯，然后告诉宝宝这是一条小路，由妈妈带着宝宝在毛毯上走几次。

妈妈和宝宝各自都戴上头饰，从毛毯的两端往中间走，相遇后谁也不后退，最后大家都不能走过去。

妈妈引导宝宝侧身让道，让妈妈先过去，这样两人都能走过毛毯。游戏结束后告诉宝宝，只有谦让才能实现双赢。

18. 做家务

● **目的**：初步培养孩子的劳动意识和劳动习惯。

有时，孩子会对大人做的一些家务活产生兴趣。对于一些力所能及的家务活，可鼓励孩子和爸爸妈妈一起做。

洗小毛巾。家长洗衣服时，孩子常常喜欢过来凑热闹，这时，给孩子一块小毛巾，让孩子学着洗洗。

擦桌子。给孩子一块小抹布，让孩子学着擦擦桌子。孩子做得不好也要鼓励他，以免挫伤其积极性。

19. 一起拧毛巾

● **目的**：培养孩子团结合作的能力及劳动意识。

妈妈在孩子面前拿出一条带水的小毛巾，对孩子说："宝宝，妈妈现在一个人拧不干毛巾，你能帮我吗？"让孩子握住毛巾的一头，妈妈握住另一端，把毛巾拧干。拧干毛巾后，妈妈摊开毛巾，让孩子欣赏自己和妈妈一起合作拧干的毛巾。

毛巾不要水太多，拧毛巾的时候，只要让孩子抓住一端就可以了，妈妈抓住另一端用力拧干毛巾。还可以在妈妈晾衣服的时候让孩子在旁边帮忙拧干袜子的水。

20. 洗手歌

● **目的**：教孩子理解儿歌内容，培养孩子饭前、便后洗手的好习惯。

在孩子饭前或便后洗手的时候，妈妈可以边给孩子洗手，边念儿歌，告诉孩子："妈妈念的是给宝宝洗手的儿歌"，儿歌如下：

搓搓手心一二三，

搓搓手背一二三，

手指头洗仔细，

小手腕别忘记。

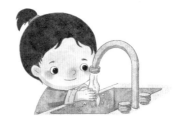

❗妈妈在为孩子洗手的时候，可以根据儿歌中所讲的顺序，边念边洗。

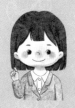

六、给爸爸妈妈的建议

（一）1岁4个月～1岁6个月宝宝的教养建议

1. 爸爸的责任

在孩子的成长过程中，父母起着不同的作用，母亲往往将注意力更多地放在照顾孩子的生活方面，而父亲似乎象征着一种力量、一种精神上的支柱。当他单独与孩子一起玩耍时，他常是孩子最欢迎的伙伴。

孩子的种种与性别角色相符合的行为与父亲的教养分不开。在成长的过程中，男孩要逐渐具有"男子"气概，主要是从成年男子，特别是从父亲那里模仿和学习来的。不少研究都已经证实，父亲不仅会影响孩子性别角色的形成，还会影响孩子多方面的发展。孩子在校学习成绩也与早期的父子关系有明显关联，成绩较差的孩子父子关系也较差，父亲对他也较不关心，而且早期父亲缺席的男孩在学业成绩方面也大多会发生障碍，这种低级别和低分数既表现在数学方面，也表现在语言和阅读理解方面。此外，孩子的社交能力与父子关系也有密切的关联，父子关系不融洽，孩子在与人交往的过程中，会感到不安，自尊心低下，不易与他人和平相处。

因此，在孩子的成长过程中，父亲一定要认识到自己角色的不可替代性，担负起自己的责任。

（1）父亲应意识到自己能起到母亲所不能起到的作用。由于父亲性格、角色的特殊性，在孩子的成长过程中，他不仅是孩子的游戏伙伴和依恋对象，而且对孩子的社会、情感、认知、行为等各方面发展都具有重要的、不可替代的影响。

（2）父亲要关心孩子，了解孩子，教育孩子。在传统观念中，父亲在家庭中起着支柱作用，与孩子接触、交往的时间较少。因此，父亲应转变观念，尽量抽出一定的时间，多与孩子交流，了解孩子的需求，和孩子一起去逛公园、做游戏，使孩子体会到来自父亲的关心与力量；这样也可以加强父子之间的感情。

（3）父亲要提高自身的言行举止，为孩子树立良好的榜样。家长是孩子的第一任老师，因此，父亲必须提高自身的言行举止，不断提升自身素养，做孩子学习的榜样。这要求父亲不仅要学习与自己工作有关的知识，更要了解各方面的知识；不仅要有知识素养，更要有积极、上进的精神素养，这样才能对孩子的成长产生全方位的、长期的、久远的影响，促进孩子身心的健康发展。

2. 垒叠平衡能力发展的关键期

孩子 16 ~ 17 个月时是垒叠平衡能力发展的关键期。他们开始学习把握自身的平衡和控制物体的平衡，并懂得利用和创造平衡。

抓住能力发展关键期，对培养婴儿自身的平衡能力，发展自身的协调性以及控制物品的平衡能力非常重要，而玩积木则是训练婴儿垒叠平衡能力的最好办法。

3. 积木的作用

积木是许多宝宝最喜欢的玩具之一。它的种类很多，玩法更是多种多样。一盒好的积木可以让宝宝从小玩到大。而且，只要多动一点儿脑筋，就可以让积木成为启发宝宝智慧和培养多种才能的好帮手，是一种很好的锻炼宝宝思维能力和动手能力的益智玩具。搭积木可以帮助宝宝发展如下各种能力。

认识几何图形

积木的形状、大小、长短各不相同，宝宝可以通过积木来区分几何形体，如长方体、正方体、圆柱体等。标准积木具有一定的尺寸和比例，宝宝在摆弄过程中，虽然还不懂具体的含义，但可以感知积木不同的形状、比例、大小、粗细、高矮、长短等，为以后的认知打下基础。

构建空间概念

宝宝很喜欢用积木搭建漂亮的建筑物。在建造的时候，他要想象每块积木在建筑物中的位置，然后将每块积木摆放在最适当的地方，这就是形成空间感的基础。

建立科学思维

积木体现了很多的力学原理。比如，大小不同的积木，稳固性是不一样的。用积木盖房子，宝宝会逐渐意识到平衡、对称等关系。搭积木之前，宝宝要先有一个计划，下面搭什么，上面放什么。这些对培养科学思维都大有好处。

丰富语言表达

宝宝和爸爸妈妈或小朋友一起搭积木的过程中，常常需要进行语言的交流。例如把搭积木的想法表达出来，想和别人交换积木等，需要语言的支持。因此，玩积木也是发展语言的好机会。

激发创造力和想象力

搭积木之前，宝宝要先学会观察，对事物有一个整体印象，并且要关注到细节，然后把生活经验迁移到积木搭建中，对经验进行重新整合，正是积木的多种变化激发了宝宝的好奇心和想象力，进而培养了宝宝的创造力。

4.关注孩子的心理健康

孩子的健康并不单指孩子的身体健康，还包括心理健康，要保证孩子的心理健康，让他健康活泼快乐地成长，就应该注意以下几方面的问题：

（1）让孩子保持愉快情绪。幼小孩子的情绪多变，常会为一些小事而大发脾气，他们的情绪变化多与自己的需要是否得到满足有关。如果他的某种需要（如出去玩、看电视、吃东西等）得到了满足，他常会非常高兴，但是某个需要若得不到满足，他们会产生不愉快的情绪。让孩子保持愉快的情绪，就要时刻了解并熟悉孩子的各种需要，这对于健全孩子的心理有良好的作用。

（2）关注孩子的不良情绪。幼小孩子的情绪外显，我们很容易了解，尤其是不良的情绪反应。多数孩子在心情不好时，会表现出焦躁不安、心神不宁、哭闹、发脾气等；也有的孩子表现比较安静，只是一个人默默不语。为此，父母要多注意观察，留心孩子情绪的波动与变化。千万不要认为这些事情对孩子来讲是一件小事情，要及时发现，及时解决。要弄清楚产生不良情绪的原因，对症下药，切不可莽撞行事。看见孩子哭闹、耍脾气就烦，就想斥责孩子，这种做法只能导致孩子的哭闹升级，达不到教育的目的。因此，父母要耐心细致地对待孩子的不良情绪，只有这样，才可以让孩子健康、快乐的成长。

（3）培养孩子的自信心和自尊心。有些父母觉得幼小的孩子什么都不懂，不会有什么自信心或自尊心。其实，孩子的自信心就是在一件一件的小事情上慢慢积累起来的，幼小的孩子对周围世界充满了好奇，也想去认识、去了解、去感知。当孩子第一次想要去摸一摸父母的脸时，父母的微笑将会建立起孩子对探索和学习的最初的信心，因此，父母要时刻关注孩子的自我表现，多给孩子机会表现自己，尽量称赞孩子，肯定孩子的进步，让孩子体验成功的愉悦感，让孩子始终觉得自己是一个有能力的勇敢的孩子。

（4）和孩子一起承受挫折。幼小的孩子由于知识和能力的限制，常会面临挫折。如第一次用筷子吃饭、第一次自己走路等对孩子来说都是极大的挑战，这些在成人看来普通寻常的琐碎小事，对孩子来说却是自己动手、自己从事一项活动的开端。面对挫折，孩子常会不知所措，是继续努力，还是全然放弃？这时，父母一定要帮助、鼓励孩子克服困难，渡过难关，建立起自信心。因此，父母的帮助是孩子健康成长和发展不可缺少的外在力量。

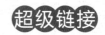

超级链接

笑是"金钥匙"

笑是开启婴幼儿智力之门的一把"金钥匙"，是一种"器官体操"，是一种类似于原地踏步的良好锻炼方法。

发笑时面部表情肌运动，胸部与腹部肌群参与共振，既活动肌肉、骨骼与关节，又对多种器官起到"按摩与锻炼"的作用。

因此，父母应多与婴幼儿接触，并用欢乐的表情、语言以及玩具等激发其天真快乐的本能。

（5）**培养孩子活泼开朗的性格**。幼小的孩子虽然没有表现出明显的性格特征，但在性格倾向上已经有了许多的差异。有的孩子大胆活泼，什么事情都愿意自己试一下；有的孩子则比较安静、羞涩，不太说话，凡事总需要别人的帮助。为此，父母要在关注和保证孩子健康的情况下，合理安排一日生活，处处关心孩子，让孩子在不同内容、不同形式的活动中形成活泼开朗的性格，引导孩子多与同伴交往，并且能主动地与父母或同伴交往；喜欢参加各项活动，主动选择自己喜欢的玩具，父母切不可对孩子过分冷漠或过分严格。有的家庭奉行"严父慈母"的传统，认为父亲就要严加管教孩子，这样的做法很容易导致孩子形成畏惧、压抑、顺从的习惯，这对于培养孩子乐观活泼的性格是有害的。

（6）父母的爱是孩子心理健康的土壤。美好幸福的家庭是孩子心理健康的条件。家庭中父母亲相互关爱、相互体贴的温暖场面，以及父母对孩子无微不至地关爱和呵护都会影响孩子日常生活中与他人的交往，以及对自己心理状态的调节。只有父母的关心和爱护，才可以让孩子建立起对父母、家庭、同伴甚至其他人的信任；只有父母的无私奉献和爱，才可以唤起孩子的同情心和爱心。因此，让孩子生活在温馨幸福的家庭中，让孩子体验到父母的关心和爱，让孩子远离孤独、寂寞、困惑，这样才能让孩子保持良好的健康的心理状态。

5. 怎样看待亲子分离

孩子出生后，会与自己的抚养者建立起非常牢固而深厚的感情。孩子在年幼时建立的亲子依恋对日后社会性和情感的发展有着非常重要的作用。

亲子依恋多是孩子对母亲的依恋，因此，一旦母亲离开孩子的身边，大多数孩子会出现哭闹，甚至拒绝进食等反抗行为。尤其是孩子1岁以后，大多数母亲要返回工作岗位，孩子和母亲待在一起的时间相对来说减少了很多，部分孩子会因为无法适应这种暂时的分离而出现分离焦虑。

1岁后，孩子学会了独立行走，自主性有了较快的发展，这种意欲离开父母去探索周围世界的渴望为暂时的亲子分离提供了可能性。大多数母亲在休完产假后返回工作岗位，这种暂时的分离能促使孩子摆脱对家长的依赖，对于培养孩子的独立性和自主性也是有益的。

因此，如果条件允许，母亲要尽量减少与孩子的分离，尤其要避免与孩子的长时间分离，以免影响孩子心理的健康发展。如果条件不允许，而且孩子在和母亲分离后，有较为明显的情绪表现，这时，家长应以一种慈爱、亲切的态度对待孩子出现的焦虑，温和地劝说和爱抚能够安慰孩子的情绪，让他较为顺利地接受这一现实。也有的孩子情绪反应非常强烈，这时，抚养者可采用一些方法，如用孩子喜欢的玩具或画册等转移孩子的注意力，或者在分离以前让孩子专注地去干一件事情，忽略家长的存在及其活动。父母不要给孩子一些无法兑现的承诺，或采用欺骗的方法；更不可用任何简单粗暴的方式，如恐吓、斥骂等对待孩子的分离，这些做法都会极大地影响孩子心理和情感的发展。

6. 为什么孩子会走了却总要家长抱

孩子对父母依恋的需要

孩子在学会走路后，对成人的依恋反而比以前强烈，如果父母能理解孩子的意愿，孩子会感到满足。

孩子与父母感情交流的需要

通过身体的接触，能够感受到父母的亲近。

孩子安全感的需要

孩子开始走路时，当听到响声，或看到害怕的东西时会产生恐惧感，他们认为还是在父母的怀抱里更安全。

孩子的身心易产生疲劳

孩子不能重复单调机械的活动，这些活动容易引起其身体和心理上的疲惫。因此他也会要求成人抱着他。

7. 不要怕孩子弄脏衣服

孩子爱玩泥沙、水的游戏，但每次做完游戏，他总会把自己弄得特别脏。许多家长对此都非常烦恼。事实上，孩子在做游戏时把自己的衣服弄脏绝对不是一件坏事情，因为，孩子参加的游戏对他的发展是非常有利的。当然，这并不意味着家长就要对孩子听之任之，而是要注意不能因为害怕孩子弄脏衣服而制止他参加任何活动；阻止孩子时，也不可以大声训斥或哄骗。为防止孩子弄脏衣服，家长可以不给孩子穿新衣服，只要穿一件旧衣服就可以了。也有的孩子喜欢在地板上爬，家长可以给孩子穿上较厚的、耐脏的衣服。让他去爬，切不可大声斥责，以免使孩子的情绪低落，影响孩子某些技能的发展。

爸爸妈妈应注意在每次玩完以后，及时鼓励孩子。可以给孩子的作品起个名字，或把较好的作品保留下来，这都是很好的表扬孩子的方式。

8. 玩水的乐趣

爱玩水是孩子的天性。但怎样才能使孩子玩得尽兴，玩得有意思呢？

首先，爸爸妈妈要为孩子准备一个小而浅的水盆，水盆里放上孩子喜欢的玩具，如积木、小勺、小杯子等让孩子玩耍。当然，最开心的玩水还是在洗澡的时候。几乎所有的孩子都喜欢洗澡时坐在浴盆里玩水。澡盆里放一些玩具，孩子边玩边洗，这样，既满足了孩子玩水的愿望，又能让孩子痛痛快快地洗澡，可谓一举两得。到了夏天，家长可以在树荫下准备一盆水和塑料水管或植物喷水器，这就是一个非常好的玩水去处。

9. 手指运动的益处

手指运动可以刺激婴儿大脑的许多区域，手指动作越复杂、越精巧、越娴熟，就越能在大脑皮层建立更多的神经联系。而通过大脑的思维和眼睛的观察，又可以不断纠正和改善手指动作的精细化程度，眼、手、脑的配合协调能够极大地促进婴儿的智力发展。

因此，训练婴儿手的技能，对于开发智力十分重要，家长应该提供各种材料让幼儿充分地进行手指操作活动。

10. 学会听话

孩子在成长过程中，有时会表现出任性、不听话，使父母感到束手无策。遇到这种情况，父母要做具体的分析，从而提出适宜的教育方法。

有时孩子不听话，是为了引起父母的注意，父母就要多亲近孩子，每天尽量抽出一定的时间与孩子做游戏、讲故事，与孩子建立和谐的亲子关系。在平时与孩子的接触中，父母要多用肢体语言让孩子感受到自己对他的关爱。当孩子成功时，父母点头赞许；当孩子遇到困难时，父母主动去帮助他；当孩子与父母亲近时，要满足孩子的情感需求；当孩子提出无理要求时，父母也要通过表情和语言，表明自己的态度；父母对孩子的态度必须始终保持一致，否则容易使孩子产生错觉，不知道应该听谁的。

11. 1 岁以后孩子的自我意识

1岁以后的孩子开始对自己有所认识，这是自我意识萌芽的表现。自我意识是人类特有的意识，是人对自己的认识，以及自己与周围事物的关系的认识，它的发生和发展是一个复杂的过程，自我意识不是天生就具备的，而是在后天学习和生活实践中逐步形成的。

婴儿早期还没有这种意识，没有自己这个概念，不认识自己身体的存在，所以他们会吃手，抱着脚啃，把自己的脚当玩具玩。随着认知能力的发展，逐渐知道了手和脚是自己身体的一部分。到了1岁以后有了自我意识，表现在知道了自己的名字，并能用自己的名字来称呼自己，这表明婴儿开始能把自己作为一个整体与别人的名字区别开来。开始认识自己的身体和身体的有关部位，如"宝宝的脚""宝宝的耳朵"等，还能意识到自己身体的感觉如"宝宝痛""宝宝饿"等。1岁左右的孩子学会走路以后，能逐渐认识到自己所发生的动作，感受到自己的力量，如用手能把玩具捏响，用自己的脚能把球踢走，这些都是孩子最初级的自我意识表现。

大约到了2岁以后，当孩子会说出"我""你"代词以后，自我意识的发展又会上一个新台阶。这时候，孩子不再把自己当作一个客体来认识，而是真正把自己当作了一个主体。

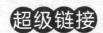

超级链接：认识自己

悄悄在孩子鼻尖上点一个小红点，然后把他们放在镜子前，指着镜子中的镜像问孩子"那是谁"。实验表明6～12个月的孩子意识不到那是自己，他们第一反应是微笑、发出声音或拍打镜子，因为对他们来说那是别的孩子。13～19个月的孩子则看起来有些警惕，有些会偶尔微笑并发出声音，正如他们面对其他孩子的反应一样。20～24个月的宝宝则很自然地知道：那是我！因为他们第一反应都会去摸一摸自己的鼻子！

孩子到2岁左右才有自我的概念。现在，您应该理解了宝宝为什么以前分不清"你"和"我"了吧！因为他的世界还没有"我"的概念。

12. 别吓唬孩子

许多年轻的父母都喜欢用吓唬的方式来阻止孩子的某些行为。孩子发脾气时，就会说："再哭的话，老狼就来了"，或者"再不睡觉，妈妈就不管你了"之类的话。此种做法，每每见效，但是，这些做法对孩子的身心健康成长却是极为不利的。一方面，会使孩子对某些事物产生错误的认识；另一方面，经常吓唬孩子，也会使其产生紧张、焦虑和恐惧的情绪，从而不利于孩子的心理健康。如果家长进餐前或睡觉前吓唬孩子，还可能引起孩子睡眠不安或进食不良。因此，父母在教育孩子时，应尽量采用正面引导的方法。要告诉孩子应该做什么，不要过多地限制孩子的活动，这样才能使孩子健康活泼的发展。

（二）教爸爸妈妈的一招

1. 正确对待宝宝的要求

（1）不要过多注意。给予孩子所需要的注意固然应该，但也不要因孩子遇到了不愉快的事情就过分地关注，这样反而会使孩子更离不开妈妈，还会使原本的一些好行为退步。婴儿的情绪变化很快，要给孩子一点时间恢复情绪，孩子的过度要求也会自然消失的。

（2）引导孩子的感受。如果孩子正在玩拼板玩具，可总是做不好，一气之下把玩具扔得满地都是，并要父母陪他，这时父母不仅要陪孩子，而且一定要让孩子讲出自己内心的焦躁和沮丧，这样孩子就能学会表达不如意情绪的方法，从而减轻内心的挫败感，慢慢就不会总依赖父母了。22 个月左右的孩子，还不具备抗挫折的能力，碰上不顺心的事，他可能一屁股赖在地上，哭叫、吵闹，不理睬父母的安抚。遇到这类情形，最好将孩子抱离当时的房间，或暂时离开他，让他一个人慢慢安静下来后再去看他。

宝宝这种极端的表现是要让你知道他碰到了很大的困难。如果你平时注意仔细观察他在什么样的情形下难以承受，知道他忍受挫折的极限，那么在他快要忍不住时，及时伸出援手，转移他的注意，就可能免掉一场吵闹。

如果你有充分的准备和预防，将宝宝哭闹的情境尽量减少，当然最好不过了。对孩子有限的能力和特点能做到胸中有数，就不会产生对孩子不必要的失望，也可避免孩子经历过多的挫折感。例如，身体疲倦是宝宝吵闹的常见原因之一，一旦他得到休息，疲惫带来的不适很快就会消失，如果这时你对孩子的吵闹感到莫名其妙，难免采取不当的措施。所以，对宝宝的情绪和生理状态有悉心深入的了解，虽然看起来要花一些时间去留心细节，实际上却会省去很多麻烦。

跟这个年龄的孩子讲道理是收效甚微的。对待吵闹最有效的方法是转移注意。你可以用一件他喜欢的玩具或新奇的物品、或带他去另一个地方，脱离使他吵闹的情境，你也可以转过身去制造一些有趣的声音，吸引他的注意。只要你能转移孩子的注意力，哭闹就会自然停止。

2. 与宝宝一起玩积木

以下是积木的新鲜玩法，家长可以帮助宝宝从这几个方面玩积木：

（1）拼拼图。把两个相同的长方形积木拼成一个正方形，两个三角形拼成一个正方形，两个半圆形拼成一个圆形等。这种游戏可以帮助宝宝了解不同图形之间相互组合的关系，理解部分与整体等概念。而且在玩的过程中，宝宝需要用眼睛观察不同形状的积木是否能够对得上，这对观察力的培养很有益处。

（2）对数字。准备一套标有数字的积木。妈妈先根据积木上的数字，按照从小到大的顺序摆成一排。然后让宝宝根据妈妈的提示，按从小到大的顺序将积木垒高。要是放错了积木，或者在放的过程中把原来码好的积木碰倒了，就要重新开始。这个游戏可以帮助宝宝理解数字之间的关系，使宝宝对数字的概念更加清晰。

（3）**组装好了讲故事**。准备一套组装类积木，里面有家具、爸爸、妈妈、宝宝等。教宝宝按照自己的意愿将积木组装起来，然后用语言讲述家庭小故事。妈妈可以和宝宝一起编故事。这个游戏还能激发宝宝的想象力。

（4）**积木倒了**。妈妈把积木一块块码起来，码到一定高度时，让宝宝用手去推倒。看到积木倒下来的样子，宝宝通常会开心地大笑。虽然这只是一个很简单的"搞破坏"的游戏，但对宝宝来说却是一项提高空间认知能力的重要活动。

（5）**弯弯曲曲的小路**。教宝宝把长条积木按照一定的间隔排列起来，就可以连接成一条弯弯曲曲的小路了。再给宝宝一辆玩具小汽车，他就可以顺着这条"小路"玩车了，要求宝宝最好不要碰到积木。这可以锻炼宝宝目测空间距离的能力，培养其立体感和手眼协调能力。

（6）**打保龄球**。先把不同颜色的圆柱体积木排列成倒三角形，然后让宝宝离开一段距离，拿个球滚向积木，将积木碰倒。随着宝宝能力的增强，可以逐渐加大距离。这个游戏要求宝宝具有方向的意识，对提高注意力、锻炼身体协调性也有帮助。

（7）**多米诺骨牌**。把积木按多米诺骨牌的方式排列好，然后撞倒排在最前面或最后面的一块积木，欣赏积木按次序倒下的有趣景象。在积木的摆放过程中，宝宝需要准确地判断空间距离，而且要求手部动作精确和高度集中注意力。

3. 孩子咬人怎么办

有的孩子在长出牙齿后，会出现咬人的现象。他们会咬父母的手、胳膊或其他部位，甚至会咬妈妈的乳头。随着孩子年龄的增长，还可能会因为在游戏活动中与同伴发生争执而咬其他的孩子。对此，家长应分析原因，区别对待。如果孩子是在与同伴游戏，咬人是其中的一个情节，或者咬人只是为了寻乐的话，家长就不必给予过多关注。有些孩子一与同伴发生争执就会咬人，那就另当别论了，家长就要对其进行耐心的说服教育，通常孩子都会有所转变。但是，如果孩子经常无缘无故地咬人并伴有紧张的情绪，则要考虑孩子是否有心理上的问题，家长应带孩子去求教心理医生。

4. 训练孩子大小便

（1）定时、定点排便。便盆要放在固定的地方，家长应根据孩子大小便的规律及时提醒孩子。一般在孩子喝水或吃奶后10分钟左右有小便；最好在早餐或晚餐后让孩子定时坐盆排便，因为饱餐后会引起肠道蠕动，利于排便。这样，孩子就会形成定时、定点坐盆排便的习惯。

孩子大小便时，家长要在一旁看护，但不应给孩子讲故事、看图书和吃食物，以免影响孩子的注意力。

（2）夜间可根据孩子的排便规律及时把尿，把尿时要叫醒孩子，在其头脑清醒的状况下进行。随着孩子年龄的增长，应培养孩子夜间能自己叫父母把尿的能力；夜间小便的次数也可逐渐减少或不尿。一般孩子到2～3岁时便不再尿床。

（3）在照顾孩子大小便时，鼓励他开口说话，如"妈妈，尿尿""拉便便"等，训练孩子的表达能力。孩子坐盆不宜频繁，每次坐盆的时间不宜过长，一般以5～10分钟为宜。孩子坐盆排便后，家长要表示赞赏。不要对孩子的大小便表示厌恶，以免孩子产生心理困惑。

5. 孩子尿床怎么办

1～2岁的孩子夜间尿床，是正常的生理现象，家长要想减少孩子夜间尿床的次数，可采用以下办法：

● 建立合理的生活制度，避免孩子过度疲劳以致夜间睡得太熟。

- 晚餐后要控制汤水、牛奶等液体的摄入量，以减少入睡后的尿量。

- 睡前不宜过于兴奋。

- 夜间睡眠太熟的孩子，白天一定要睡 2 ~ 3 小时。

- 必须在小便后再让孩子上床睡觉。

- 留心孩子尿床时间以便及时唤醒孩子把尿。

- 孩子尿床后不要责备、恐吓，以免造成紧张、恐惧心理。

- 白天可训练孩子有意识控制排便的能力，如当孩子要小便时，可酌情让其主动等几秒钟再小便。

6. 孩子抢着按电梯按钮怎么办

很多爸爸妈妈都会发现 14 ~ 20 个月的宝宝在某一段时间很喜欢按电梯的按钮。随着孩子年龄的增长，宝宝还会因为爸爸"抢先"按了按钮而哭闹不止。这是因为这一阶段的宝宝处在婴儿发展触摸阶段。

一岁半以前婴儿的语言表达能力相对较弱，一般通过肢体语言（主要是用手触摸或指认）对事物进行学习和认知，我们把这个阶段称作婴儿发展触摸阶段。处在这个阶段的孩子开始对电子产品、有声挂历、点读类和交互式玩具产生浓厚兴趣。该阶段的宝宝需要注意以下几个方面的培养：

- 增加户外活动，多带孩子去资源丰富的地方，在保证安全的前提下允许宝宝触摸看到的物品。

- 多带婴儿逛超市，在超市内由婴儿主导完成各种水果、蔬菜、生活用品的学习和指认任务，同时鼓励婴儿发声。

- 设置安静舒适的亲子阅读区，增加语言互动交流，培养亲子阅读习惯。

7. 教孩子玩橡皮泥

玩橡皮泥可以锻炼孩子手部的小肌肉，使孩子的手部动作灵活、准确。

有人说："儿童的智慧在他的手指尖上。" 玩橡皮泥是一种立体的塑造过程，在不断的捏、搓和压的过程中，孩子的视觉、触觉、运动觉都被协调起来，空间知觉得到发展，手的活动会使孩子更加聪明。

橡皮泥的玩法有很多。1～2岁的孩子可以尝试以下几种。

搓

在孩子将橡皮泥揉团的基础上，把揉好的圆球放在手心处，两手心相对，前后搓动，即可搓成圆柱体。

捏

在团圆或压的基础上，用拇指和食指捏出花边，如帽子边或裙子边等。

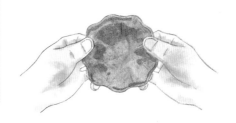

压

在团圆之后，将圆球放在两手心之间，用力挤压，即成扁片。

孩子也可以自创其他玩法。

8. 衡量一岁半孩子语言能力的方法

● 除会称呼爸爸、妈妈外，还会其他称呼，如阿姨、舅舅、叔叔等。（1岁1个月）

● 认识并能说出家庭普通日常用品的名称，如筷子、勺、桌、椅、床、柜等；懂得一些玩具的名称，如皮球、火车等；能辨别并说出身体某些部位的名称，

如鼻、耳、口等。（1岁2个月）

●能执行简单命令，如"把勺子给爸爸"；需要某个东西时，用手指着它并能说出名称；使用一个词表示几样东西。（1岁3个月）

●看图书时，能辨认普通图画，并说出物品名称。（1岁3个月~1岁6个月）

●能与成人进行简短的一问一答，如成人问："宝宝的花衣服呢？"答："唔（用手指身上）。"问："花衣服好看吗？"答："好看。"问："花衣服谁买的？"答："妈妈。"问："宝宝喜欢妈妈吗？"答："喜欢。"（1岁5个月~1岁6个月）

9. 帮助一岁半的孩子学说新词

帮助一岁半的孩子学说新词主要通过以下途径：

在日常生活中进行，充分利用孩子的每一项活动，比如给孩子洗脸、穿衣时，将活动与学习新词结合起来。如给孩子洗脸时可以说："用水冲一冲手，看，手洗得多干净！……"这样，孩子就能更好地理解所学新词的意思。

在游戏活动中进行。如可以由妈妈出示图片，孩子说出图片上物品的名称，妈妈可以做简单的讲解，以加深孩子的记忆。家长也可以与孩子一起玩"猜猜是什么"的游戏，让孩子从事先准备好的口袋中摸出各种玩具，然后家长说出这个玩具的名称，并学这些玩具的叫声，或通过游戏动作来表现玩具的形象。比如，拿出小鸡，就说"这是鸡"，并学小鸡"叽叽"叫，重复几次后，让孩子自己做。

对一岁半的孩子来说，他们所学的新词绝大部分是与日常生活有关的常用的简单名词。

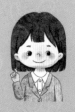

七、宝宝成长档案

下面是1岁1个月～1岁6个月宝宝生长发育指标和心理发展指标，请家长认真地读一读，并仔细地测量孩子的各项发育指标，或观察孩子的行为表现，记录在右侧的表格里，以帮助你了解孩子的发育是否在正常范围。

1岁1个月～1岁6个月 宝宝生长发育指标

发育指标	平均标准		记录
	男孩	女孩	
身高／厘米	83.1	81.9	
体重／千克	11.3	10.7	
头围／厘米	47.4	46.4	
胸围／厘米	48.4	47.0	
牙齿	6～14颗乳牙		
前囟	1岁6个月左右闭合		
睡眠／（小时／天）	白天清醒时间为4～6小时，白天小睡时间1～2次／天，1～3小时／次		

1岁1个月~1岁6个月 宝宝心理发展指标

分类	项目	指标	记录
动作	走路	走得稳，能停、能走、也能改变方向	第＿月，第＿天
	蹲起	自己能蹲，不扶物就能复位	第＿月，第＿天
	上楼	能一手扶栏上几级楼梯	第＿月，第＿天
	跑步	开始跑，但不稳	第＿月，第＿天
	垒高	会用2～3块积木垒高	第＿月，第＿天
	涂画	能抓住一支蜡笔用来涂画	第＿月，第＿天
语言	表达	能用少量语汇表达一定的意思。	第＿月，第＿天
		开始用由二三个字组成的动宾结构的句子表达意思，如"宝宝吃""妈妈抱""要去"等	第＿月，第＿天
	倾听	能听懂并理解一些话，能说出自己的名字	第＿月，第＿天
	摆弄	反复摆弄物体，用玩具电话做出打电话的样子	第＿月，第＿天
认知能力	翻书	开始知道书的概念，如喜欢模仿翻书页	第＿月，第＿天
	找不同	在一堆物品中挑出与其他不同的物品	第＿月，第＿天
	指认	指认熟悉的物品和人	第＿月，第＿天
	模仿	模仿常见动物的叫声、成人的动作	第＿月，第＿天

分类	项目	指标	记录
情感和社会性	情绪	情绪易受感染，看到别的小孩哭时，表现出痛苦的表情或跟着哭	第＿月，第＿天
	自我意识	能在镜中辨认出自己，对陌生人表现出新奇	第＿月，第＿天
	规则意识	开始能理解并遵从简单的行为规则	第＿月，第＿天
	社会交往	喜欢单独玩或观看别人的游戏活动	第＿月，第＿天
自理		能双手端碗，试着自己用小勺进食	第＿月，第＿天

如果孩子的发育情况与上述指标有些出入，也不要着急，因为孩子的发育受多种因素影响，有明显的个体差异。如果孩子出现"囟门没有闭合""不能表现多种情感""不会爬""不会独立"等现象，就需要及时就医查明原因，采取措施。

宝宝成长日记

● 在这里记下宝宝的成长故事：

请贴上
宝宝的照片

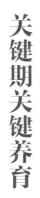

关键期关键养育

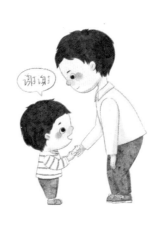

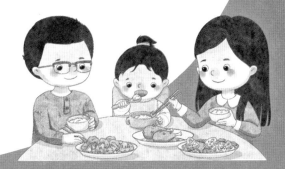

Chapter **2**

1岁7个月~1岁12个月

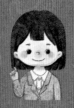

一、1岁7个月～1岁 12个月宝宝的特点

（一）生长发育特点

1. 身高和体重

2岁时，男孩平均身高88.2厘米，女孩平均身高87.0厘米。

2岁时，男孩平均体重12.6千克，女孩平均体重11.9千克。

发育指标	男孩	女孩
平均身高／厘米	88.2	87.0
平均体重／千克	12.6	11.9

2. 头围和胸围

2岁时，男孩平均头围48.3厘米，女孩平均头围47.3厘米。

2岁时，男孩平均胸围49.8厘米，女孩平均胸围48.7厘米。

发育指标	男孩	女孩
平均头围 / 厘米	48.3	47.3
平均胸围 / 厘米	49.8	48.7

3. 乳牙

孩子乳牙共 20 颗。一岁半时约有 12 颗牙，2 岁一般应出 16 ~ 20 颗乳牙。

4. 脑发育

2 岁时头围达 48 厘米，脑重约为 1 000 克，约为出生时的 3 倍，约占成人脑重的 75%。大脑皮层上的绝大部分沟回均已明显，脑的结构和功能也接近成熟。神经细胞约达 140 亿个，并且不再增加，脑细胞之间的联系日益复杂。在后天环境和教育的作用下，个体差异开始表现出来。

（二）心理发展特点

2 岁时，孩子已能自如地行走，上、下台阶，双脚跳离地面，向不同方向抛球及开门。

手部的精细动作更加灵活。能搭几块方积木，一页一页地翻书，拿笔涂画，两点连线，用勺子吃饭等。

孩子对以前经历的事情有了较强的记忆；能够指认身体不同部位，懂得"1"和"许多"的意思。能认识两种颜色；这时期的孩子表现出很强的好奇心，常在房间各处探索，能拿到的东西总要摆弄一番。

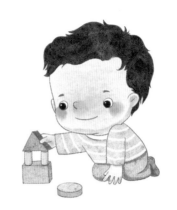

在日常对话中孩子能说自己的名字，会背两句5个字的儿歌，对生活中接触到的物品几乎都知道名称，会说文章式的双语，如"到、哪里""爸爸、不在"。语言发展较好的孩子在2岁时甚至会说出"我、想、到、外面"等词。常会多次重复大人说的话或一个人在一旁喃喃自语。

这一阶段的孩子在日常对话中，会较多地使用拒绝性词语，如"不要""讨厌"等，似乎孩子不听话了，其实这是孩子自主性、独立性萌芽的表现。父母应给孩子提供一定的机会，鼓励孩子去尝试，但要注意安全，以防发生意外。

这一时期的孩子能敏感地发现大人表情的变化，会随着电视节目的情节而高兴或悲伤，开始逐渐理解各种情感。

这一时期的孩子能说出小伙伴的名字，喜欢和同伴一起玩，但还不能理解和遵守游戏规则，有时会与小伙伴发生争吵；占有欲较强。想要小伙伴的东西，但又不愿将自己的东西分享对方。

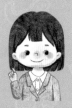

二、1岁7个月～1岁12个月宝宝的养育指南

（一）育儿要点

1

好习惯要巩固。

2

合理营养，平衡膳食。

3

多进行户外活动。

4

鼓励孩子自我服务。

5

玩具要定期消毒。

6

父母和孩子的盥洗用具要分开。

7

要注意饮食中的安全隐患。

8

孩子的运动量要适度。

（二）营养与喂养

1. 为宝宝提供充足的热量

宝宝在一岁半以后，走、跑、跳等基本动作趋于成熟，生活的范围扩大了，活动量也大幅度增加。与成人相比，这一阶段孩子身体对能量的需要比成人多。如果孩子每日能量的供应不能满足身体的需要，其生长发育就会受到很大的影响。

人体的能量是由蛋白质、脂肪和碳水化合物来提供的，但三者之间要有适当的比例。一般建议，孩子每日膳食中蛋白质所供给的热量应占总热量的 10% ~ 15%，脂肪占 25% ~ 30%，碳水化合物占 55% ~ 60%（成人为 60% ~ 70%）。所以，从总体上来说，孩子能量的供给应以碳水化合物为主。

那么，哪些食物所含的碳水化合物比较丰富呢？我们平常所吃的米饭、馒头等谷类食物中都含有大量的碳水化合物。这类食品主要是由淀粉构成的，能够补充孩子因运动或基础代谢而消耗的能量，是提供碳水化合物最主要的食物来源。因此，在每日的膳食中，爸爸妈妈一定要保证为孩子提供含有丰富热量的食品，注意主副食的合理搭配，以免影响孩子正常的生长发育。

2. 怎样为宝宝提供平衡膳食

爸爸妈妈为宝宝提供的膳食不仅要能够满足宝宝对热量及各种营养素的需要，而且要保持各种营养素之间的数量平衡，以利于它们在人体内的吸收和利用。为此，爸爸妈妈为宝宝调配膳食时要注意以下几个方面：

孩子每顿饭的主食应以提供热量的粮食为主，也应当有提供蛋白质的食物，作为孩子生长发育的物质。有的爸爸妈妈为孩子提供的早餐是牛奶、鸡蛋，缺少了含有丰富碳水化合物的食物；有的是馒头、咸菜，缺少了含有丰富蛋白质的食物，这些做法都是不妥当的。蛋类、肉类、奶制品、鱼和豆制品等都含有丰富的蛋白质。

蔬菜和水果是提供维生素和人体所需矿物质的重要来源。因此，孩子每顿饭都应该有一定数量的蔬菜和水果，以满足孩子身体发育的需要。

水是孩子生长发育不可缺少的物质。孩子对水的需要量相对比成人多。所以，爸爸妈妈要及时为孩子补充水分。

总之，爸爸妈妈要尽量使各种营养素的供应保持平衡，使各类食物在一日三餐中平衡、合理的搭配，这样才有利于孩子的健康。

3. 宝宝每天要补多少钙

钙 99% 存在于人的骨骼和牙齿之中，如果缺钙，就会直接影响儿童的骨骼与牙齿的健康。1～2 岁孩子每天所需的钙为 600 毫克。

1～2 岁的孩子，乳牙逐渐萌出，一般的食物均能摄入，但奶及奶制品（酸奶、奶油、酸奶酪）仍是钙的唯一可靠来源，应保证每天喝牛奶至少 250 毫升。含钙量高的食物还有：虾皮、海带、紫菜、绿叶蔬菜、豆腐粉、黄豆及其制品等。

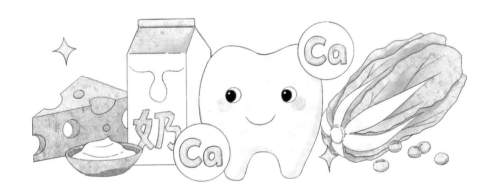

另外，要让孩子多晒太阳，日光紫外线照射充分会使皮肤中的 7- 脱氢胆固醇生成维生素 D3，维生素有助于身体对钙、磷的吸收利用，所以应多摄入含有维生素 D 的食物，如肝类、牛奶、奶油、鱼子、蛋黄等。

含钙食品的制作。钙是孩子生长发育不可缺少的重要元素，在孩子的饮食中补充充足的钙是非常必要的。俗话说"药补不如食补"。因此，爸爸妈妈应学习为孩子制作含钙量较高的食品。

鸡蛋蒸豆腐就是一道非常好的补钙食品。其制作方法是：

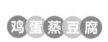

鸡蛋蒸豆腐

将鸡蛋打匀、加入适量骨头汤和细盐，豆腐切成小块，胡萝卜切成碎末，将三者混合后，用锅蒸 10 分钟。另将骨头汤少许，放淀粉、盐，烧成卤汁浇在鸡蛋豆腐上即可。

在这道菜中，豆腐、骨头汤含钙丰富，鸡蛋中的钙容易吸收，胡萝卜素是脂溶性维生素，与骨头汤搭配，有利于胡萝卜素的吸收和利用。再加上白白的豆腐、黄黄的鸡蛋、红红的胡萝卜，色、香、味俱全，孩子们肯定会非常喜欢。

4. 解暑食品的制作

在炎热的夏天，为孩子制作一些清热解暑食品是相当有益的。一般我们会给孩子提供一些水果，如西瓜。西瓜是很好的解暑瓜果，具有消烦解渴、解暑散热的作用。另外，还可以为孩子熬一些解暑的粥，如绿豆汤、红枣汤等。做绿豆汤时，要将绿豆浸泡 2 小时，再加适量的水煮，煮到烂时，加冰糖、桂花即可；如果加上扁豆一起煮，就成了绿豆扁豆汤。熬红枣汤时，要将红枣去核，煮烂，滤去枣皮。用以上这些汤汁加上粳米，即可制成绿豆粥、白扁豆粥、枣粥等，这些都具有清热解暑的功效。

孩子的食谱。孩子 1 岁 6 个月以后，每日的膳食可安排为三餐一点，每餐热量分配大致是：早餐占30%，午餐占35%，下午点心占10%，晚餐占25%。

下面是两个孩子两周的饮食安排，为爸爸妈妈制定食谱提供参考，营养相似的食物可以替换。

- **食谱一**

	早餐	午餐	午点	晚餐
星期一	小米粥、豆腐干、煮鸡蛋	米饭、肉末炒胡萝卜	水果、牛奶、饼干	馒头、肉末蒸蛋、西红柿汤
星期二	大米粥、麻酱花卷、肉肠	鸡蛋饼、肝末炒菜花、黄瓜汤	水果、面包片、牛奶	肉末面条、青菜
星期三	炒米粥、卤鸡蛋	饺子、饺子汤	水果、牛奶、小食品	米饭、肉末炒菜花
星期四	玉米面粥、卤猪肝	米饭、鱼丸青菜汤、炒豆芽	水果、豆浆、小食品	千层饼、豆腐肉丸青菜汤
星期五	小米粥、馒头片、腐乳	包子、小米粥	水果、豆浆、煮鸡蛋	米饭、西红柿炒鸡蛋
星期六	肉末菜粥、鸡蛋发糕	米饭、鸡丝青菜	水果、牛奶、饼干	肉菜包子、小米粥
星期日	牛奶、面包片	米饭、肉末炒胡萝卜、黄瓜丁	水果、蛋糕	馄饨、虾皮青菜汤

•食谱二

	早餐	午餐	午点	晚餐
星期一	牛奶、鸡蛋羹、面包片	米饭、肉末炒油菜、豆腐汤	水果、面包片	肉末黄花菜面
星期二	牛奶、面包片、荷包蛋	米饭、炒猪肝、炒碎菜	水果、枣泥粥	千层糕、肉末白菜豆腐汤
星期三	牛奶、肉末青菜豆粥	米饭、清蒸鱼肉、炒碎菜	水果、饼干	肉菜包子、西红柿蛋汤
星期四	牛奶、肉末豆干、菜粥	米饭、鸡丝炒青椒	水果、煮鸡蛋	肉菜饺子、菜叶汤
星期五	牛奶、茶蛋、馒头片	米饭、烩鱼、泥豆腐青菜	水果、豆沙酥饼	花卷、炒青菜、肉末西红柿汤
星期六	牛奶、肉末青菜、面条	米饭、肉末豆腐丸子	水果、代乳粉	面包、鸡蛋炒菠菜
星期天	牛奶、玉米面、小米粥	米饭、鸡丝炒青菜、碎豆腐干	水果、蛋糕	馄饨、鲜肉末胡萝卜

5. 让孩子多吃豆制品

大豆有"植物肉"的美称，其蛋白质的含量高，营养成分也较齐全。大豆中的脂肪含有相对较多的不饱和脂肪酸。对孩子大脑的发育有利。大豆还含有丰富的矿物质和维生素。

豆制品花色品种较多，如可制作成豆腐、豆腐干、百页、素鸡、豆浆、豆芽等，而且营养丰富，容易消化吸收，因此，应鼓励孩子多吃豆制品。

烹调加工时，家长要注意去除大豆中对身体不利的成分，如大豆中的碳水化合物主要是纤维素，在体内很难消化，容易引起肠胀气甚至腹泻。大豆中含有皂角素，会刺激胃黏膜，当吃了没有煮熟的豆浆后会产生恶心、呕吐、头晕、头痛、腹胀、腹泻等症状。因此，吃黄豆或喝豆浆时一定要将黄豆煮透、煮熟。大豆中还含有胰蛋白酶抑制素，能抑制人体小肠的胰蛋白酶，使之失去活性，不能正常分解蛋白质，影响大豆蛋白的消化、吸收和利用。

豆制品在加工过程中要经过浸泡、碾磨、过滤、加热等处理，使胰蛋白酶抑制素被破坏，还能去除大部分的纤维素，使营养成分更易于消化吸收。

6. 孩子不宜吃油炸食品

油炸食品花样多，口感好，孩子大都爱吃。但高温油炸食物，使食物被油脂包围，不易消化吸收；油炸食品的维生素 B1 几乎全部被破坏，维生素 B2 的损失也将近一半；而且油炸食品所含热量较高，经常食用会引起孩子发胖。因此，孩子不宜多吃油炸食品。

7. 宝宝不宜多吃的食品有哪些

糖精

大量食用糖精会引起血液、心脏、肺及末梢神经的疾病，损害胃、肾、胆、膀胱等器官。

人参

人参有促进性激素分泌的作用，宝宝食用人参会导致性早熟，严重影响身体的正常发育。

罐头

罐头食品在制作过程中都加入了一定量的食品添加剂，添加剂有微量毒性，对成人影响不大，可是对处于发育期的儿童却有很大影响，不仅损害身体健康，而且容易造成慢性中毒，故儿童不宜多吃罐头。

方便面

方便面含有对人体不利的食用色素和防腐剂等，常吃或多吃容易造成孩子营养失调，影响生长发育和身体健康。

巧克力

孩子食用巧克力过多，会使中枢神经处于异常兴奋状态，产生焦虑不安、肌肉抽搐、心跳加快、食欲不振等症状。

爆米花

爆米花含铅量很高，铅进入人体后会损害神经、消化系统和造血功能。孩子对铅的解毒功能弱，常吃或多吃爆米花极易发生慢性铅中毒，造成食欲下降、腹泻、烦躁、牙龈发紫以及生长发育改变等现象。

可乐

可乐中含有一定量的咖啡因，咖啡因对中枢神经系统有兴奋作用，对人体有潜在的危害。由于儿童各组织器官尚未发育完善，抵抗力和解毒功能弱，危害会更大一些，所以儿童不要多喝可乐。

食盐

儿童每日摄入食盐不应超过5克，如果摄入食盐过多，成年后就容易发生高血压、冠心病、胃癌等疾病。

8. 孩子不宜多吃冷饮

孩子都喜欢吃冷饮，但冷饮的含糖量高，糖在代谢过程中消耗大量的维生素，可导致儿童体内维生素缺乏，使唾液、消化液分泌减少，造成食欲减退，影响正常的饮食。

过多地吃冷饮对刚刚萌出的乳牙影响较大，牙齿适宜在 35 ~ 39℃ 的温度下进行正常的新陈代谢，骤冷的刺激会引起牙髓组织的血管收缩、痉挛；牙齿长期受冷刺激的影响易诱发过敏性牙病和龋齿。

吃冷饮过多还会损伤舌黏膜上的味蕾。

孩子大量吃冷饮，可诱发咽部、呼吸道炎症，出现咽痛、流涕、咳嗽等症状；冷刺激还会引起胃部神经兴奋性增高，出现胃肠不适、腹痛、腹泻、呕吐等症状；少数肥胖的孩子大量吃冷饮，还可能会诱发肠套叠、急性肠梗阻等急腹症。

因此，给孩子吃冷饮要适量。吃饭前后半小时内、清晨不宜吃冷饮。活动后出汗过多时，千万不可立即吃冷饮。应先喝点淡盐水，补充因出汗失去的水分和盐分，帮助身体散发一部分热量，然后再吃冷饮。100 克冷饮最好分几次给孩子食用。

9. 孩子不宜长期食用彩色食品

五颜六色的"彩色食品"深受孩子的喜爱，但若家长对孩子的"馋嘴"不加限制，对孩子的健康是有害的。因为含色素过多的食品大多含有一定的化学成分，这些化学成分可能会积存在肝脏等代谢器官中，损坏器官；孩子的神经系统尚未发育完全，对化学物质十分敏感，如果过多摄入色素等化学物质，会影响其神经系统的冲动传导，孩子会出现好动、情绪不稳定、自制力差等症状；孩子在成长期间依赖"彩色食品"也会使其养成不好的饮食习惯，对生长发育极为不利。

孩子良好的饮食习惯要从小抓起，放任自流只会酿成大错。家长不应让儿童长期食用含色素过多的食品。

10. 留神宝宝水果病

营养丰富、美味可口的各种水果，有的能生津止渴、清暑解烦，有的能健胃消食，有的还能治病……但是，给宝宝吃水果也要科学适度。否则，在给宝宝带来口福的同时，也会带来祸患——水果病。家长主要应意以下几种水果：

菠萝

菠萝香味诱人，甜中带酸，是宝宝喜爱的水果。但有的宝宝吃了10分钟后会出现肚子痛、呕吐等症状，这就是菠萝过敏症。

病因：菠萝中含有一种菠萝蛋白酶，可以导致一些婴儿过敏。

症状：四肢发麻、多汗，口腔发麻或出现风疹块、眼结膜出血、哮喘，严重的小儿可见血压降低、休克、心动过速、面色苍白、意识不清，病情发展很快。如果及时治疗，1～2小时后可恢复。

急救：及时送医院治疗。

提醒您：给宝宝吃菠萝时要切成薄片，用盐水浸泡，或加热煮一下。有过敏史的孩子不要吃菠萝。

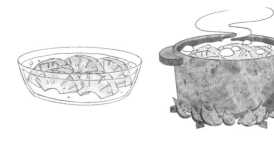

荔枝

新鲜荔枝肉质鲜嫩，甜而不腻，是宝宝喜欢的夏季水果。但宝宝一次摄入大量新鲜荔枝，会出现低血糖。

病因：荔枝肉中含有一种甲基环丙基甘氨酸，可以导致血糖降低，并使肝脏脂肪变性。

症状：面色苍白、大汗淋漓、四肢冰冷、神志昏迷，严重者出现抽搐甚至死亡。

急救：立刻让孩子喝一些浓白糖水，最好是葡萄糖水，再视情况送医院治疗。

提醒您：荔枝虽鲜美，但千万别给宝宝多吃。

橘子

病因：橘子中含有大量胡萝卜素，短时期摄入过多，肝脏不能及时转化，过多的胡萝卜素随血液到全身各处，会导致皮肤黄染。

症状：宝宝鼻唇沟、鼻尖、前额、手心、脚底等处皮肤出现黄染，严重者全身发黄，同时伴有恶心、呕吐、食欲不振、全身乏力等症状。有的爸爸妈妈会怀疑是肝炎。有一个明显的辨别方法，看宝宝眼白有无黄染。若眼白无黄染有可能是吃橘子导致的高胡萝卜素症。

急救：立即停吃橘子，一般数日后可恢复正常，无须特别治疗。

提醒您：避免连续给宝宝过量食用橘子。

另外，香蕉中含有镁元素，大量进食后，会造成血液中镁、钙比例失调，从而对宝宝心血管系统产生抑制作用，影响宝宝的心脏功能。空腹进食柿子，易在胃中形成"柿石"，会引起胃痛、恶心、呕吐等症状。梨、西瓜均属寒性水果，过量食用会对宝宝的胃功能造成损害，导致消化不良。尤其是梨，因其富含钾盐，会影响宝宝的肾功能。苹果、桃、杨梅、枇杷、甜瓜等含糖较多，如果食用过量，会导致宝宝缺铜而诱发心脏病。

11. 饮料不宜天天喝

果汁饮料中含有大量的糖分，尽管糖分可以为孩子提供新陈代谢和生长发育所需的热量，但如果孩子食用过多，饮料中富含的糖分会逐渐溶解孩子牙齿表面的牙釉质，诱发龋齿。美国口腔专家发现，常吃甜食或饮用饮料的孩子，患龋齿的可能性高达 95%。糖分摄入过多，孩子体内剩余的糖分还会转化为脂肪储存在皮下，导致孩子肥胖。还可能引起孩子血糖浓度的升高，使孩子变得脾气暴躁。因此，在日常生活中，孩子不宜多喝高糖饮料。

12. 吃零食的学问

孩子大都喜欢吃零食，那么，究竟孩子该不该吃零食呢？首先，要让孩子养成良好的饮食习惯，按时吃饭，按顿吃饭，保证一日三餐饮食的质与量，在此基础上，可以让孩子吃一些零食。

爸爸妈妈为孩子提供的零食量要少，质要精，花样要经常变换。可以各种水果、全麦饼干、面包为主，巧克力、糖果、罐头食品、冷饮或其他甜食不宜多吃。此外，还可以根据孩子生长发育的情况选择一些含钙、铁、锌等元素的强化食品，但一定要在医生的指导下食用，以免因某种营养素摄入过多而影响孩子的身体健康。零食一般选择在饭后或两餐之间加食，可以给孩子一些点心或水果，但是不宜过多，应占总热量的 10% ~ 15%。在进餐前一个小时，不宜让孩子吃零食，否则会影响孩子正常进食。

零食的摄入不能过多，否则，不仅会影响孩子正餐的进食量，还会引起消化系统疾病或导致营养失衡。

13. 培养孩子良好的用餐习惯

1岁以后，孩子就试图自己来吃饭了，这时，爸爸妈妈就要注意让孩子养成良好的用餐习惯。

用餐前，让孩子有一个平静、愉快的心情。如果孩子犯了错误，爸爸妈妈不要在这时斥责孩子，以免影响其食欲；若孩子过于兴奋或疲劳，可以让孩子休息一会儿；如果孩子还在迷恋手中的玩具，可以给孩子一些小任务，如帮助妈妈摆碗筷或铺桌布等，做一些餐前的准备工作，从而转移孩子的注意力，增加孩子进食的兴趣。

用餐时，爸爸妈妈要注意以下几点：

一要让孩子细嚼慢咽，但也要注意保持一定的进餐速度，不能太快也不能太慢；二要使孩子养成用餐时不说笑、不玩玩具、不看电视的好习惯，能够安静、专心的用餐。三要教育孩子不剩饭、不撒饭。爸爸妈妈不要一次为孩子盛饭过多，可以分两三次盛。与此同时，要求孩子咽下最后一口饭才能离开饭桌。

用餐后，要求孩子漱口、洗手，然后才能去玩。

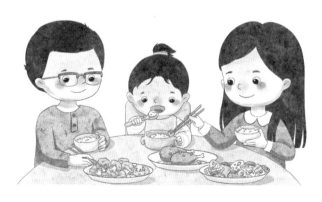

（三）卫生与保健

1.5～2岁孩子的生活制度　1.5～2岁的孩子每天进餐4次，两餐间隔4小时左右，白天睡1次，约2个半小时，晚上睡10个半小时，一昼夜总计13小时左右。

生活制度举例：

6：30—7：30	起床、大小便、洗手、洗脸
7：30—8：00	早饭
8：00—9：00	游戏
9：00—11：00	喝水、小便、游戏
11：00—11：30	洗手、午饭
11：30—12：00	小便、准备睡觉
12：00—14：30	午睡
14：30—15：00	起床、洗手、吃点心
15：00—18：00	游戏（16：30喝水）
18：00—18：30	洗手、晚饭
18：30—19：00	游戏
19：00—20：00	盥洗、小便、准备睡觉
20：00—第二天6：30	夜间睡觉

1.孩子为何经常夜醒

一些一岁半的孩子，几乎每天晚上至少要醒来两次，醒来后会哭闹着让父母抱着或哄着才能再次入睡，有的孩子醒来后就不再睡觉，而是玩了起来，这使很多父母大伤脑筋。孩子为什么会出现这种情况呢？一般而言，孩子夜间能连续睡 7 个小时，如果夜间不能连续睡觉则为夜醒。

孩子出现夜醒，首先应检查孩子是否处于患佝偻病早期；孩子体内缺乏维生素 B1 也可能引起夜间哭闹；除此之外，父母不当的抚养方式，如孩子醒了，甚至一有动静，父母马上就去抱、去哄，致使孩子夜醒频繁，只有抱着孩子才能入睡，使孩子养成了不良的睡眠习惯。也有的孩子比较敏感、适应性差，一有响动容易醒来；还有些孩子则是因为睡前过度兴奋而发生夜醒。

一般来说，夜醒随年龄增长会自然好转，不需要治疗。但如果过于频繁且醒后要吵闹一段时间，则需要矫正。矫正的关键在于改变不当的抚养方式，父母不要因孩子夜间一醒来哭闹就给予过度的关注，以帮助孩子建立良好的睡眠习惯。

2. 乳牙会发生龋齿吗

宝宝的乳牙也会发生龋齿，这是由于孩子的乳牙长出后，舌面、唇面、牙龈以及牙齿咬合面凹凸不平，形成了一个有利于细菌生长的环境，再加上 2 岁前孩子的咀嚼功能不健全，牙齿的自洁作用相对较差，食物残渣易于黏附及滞留在牙龈内及牙面上，尤其是糖果或蛋糕中的巧克力、奶油等，更容易黏附在孩子牙齿的表面。这些滞留下来的食物残渣在细菌特别是一种叫作变形链球菌的作用下，会发酵形成菌斑，这种菌斑具有较强的酸性，很容易破坏牙齿表面的釉质，从而导致龋齿。

龋齿多先发病于乳磨牙的牙沟、牙根以及牙和牙之间的牙釉质及牙髓腔。一旦牙齿表面最坚硬的牙釉质被破坏、崩解，细菌便很容易侵入髓腔。髓腔里有神经、血管，感觉非常灵敏，只要孩子吃了冷的（如冰水、冰块、冷冻食物等）、热的（如开水、汤、热饭菜等）、酸的（如各种水果、橙汁等），还有各种饮料、糖果、巧克力等都会引起牙疼，并且影响食物的正常咀嚼和消化。因此，爸爸妈妈要注意防患于未然，做好孩子的牙齿保健。

3. 宝宝牙齿的保健

一岁半时，宝宝已长出 12 颗乳牙，能够吃很多食物了，这时，爸爸妈妈更要注意孩子牙齿的保健。爸爸妈妈要做到：

（1）**保证营养**。为孩子提供的膳食，要富含充足的钙、磷和维生素 D，以保证孩子乳牙的正常发育。

（2）**保持口腔清洁**。爸爸妈妈可能会有疑问，这么小的孩子还需要清洁口腔吗？怎么做呢？答案是肯定的，做法很简单。先把手清洗干净，然后用煮沸过的纱布裹在自己的手指上，蘸上凉开水轻擦孩子的上下牙面，早晚各一次。也可以每过一段时间，给孩子喝一些温白开水，以达到冲洗牙齿和口腔的作用。

（3）**少吃甜食，尤其是软糖**。因为软糖很容易粘在牙齿上，残留的糖分为细菌提供大量制造酸的原料，牙齿在酸性环境下，很容易被侵蚀而导致龋齿。

4. 学漱口——为孩子学刷牙打下良好基础

漱口能够清除口腔中的部分食物残渣，是保持口腔清洁简便易行的方法之一。

孩子在每次餐后将清水（或淡盐水）含在口内，然后鼓动两腮。使漱口水与牙齿、牙龈及口腔黏膜表面充分接触，利用水力反复来回冲洗口腔内各个部位，使牙齿表面、牙缝和牙龈等处的食物碎屑得以清除。可以先做给孩子看，让孩子边学边漱，逐步掌握、提高。

学会漱口将为孩子学刷牙打下良好的基础。

5. 教孩子勤洗手

在日常生活中，爸爸妈妈要注意教育孩子勤洗手，尤其是在外出游玩回家后、饭前便后一定要让宝宝洗手，多次反复之后，宝宝就会形成洗手的习惯。

洗手的方法：挽好袖子，拧开水龙头（最好用流动水洗手），打湿双手，挤洗手液，两手互搓手心和手背，洗手指，用水冲洗两三遍后，擦干。

爸爸妈妈教孩子洗手时，要让孩子熟悉洗手的程序，能够配合自己的动作；爸爸妈妈不要怕麻烦，不要怕弄湿衣服，要有耐心，用愉快、轻松的语言与孩子一起洗手，如边洗手边唱儿歌："搓搓手心一、二、三，搓搓手背三、二、一，手指头洗仔细，小手腕别忘记"，使孩子在愉快的情绪中养成卫生好习惯。

6. 给孩子擦鼻涕的方法

在日常生活中，经常会看到爸爸妈妈给孩子擦鼻涕时，孩子大哭大闹。的确，给孩子擦鼻涕是一件使大多数家长头疼的事情。那么，爸爸妈妈应该怎么做呢？

擦鼻涕的方法：

用纸巾盖住孩子的鼻子，先按住一个鼻孔，让另一个鼻孔轻轻出气，排出鼻涕，然后用同样的方法擦另外一个鼻孔。

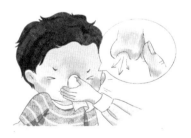

爸爸妈妈还要注意，给孩子擦鼻涕时要用比较柔软的纸巾，以免因纸巾粗糙而伤及孩子幼嫩的皮肤。擦鼻涕的动作要轻柔，孩子若感到疼痛，就会

产生抵触情绪。爸爸妈妈也应该向孩子说明及时擦鼻涕的原因。

7. 不要给孩子掏耳朵

由于孩子的外耳道壁还没有完全骨化和愈合，因此，爸爸妈妈最好不要给孩子掏耳朵，尤其是用一些较为锐利的工具，如挖耳勺。挖耳勺本身非常坚硬，很容易划伤孩子的耳道与骨膜，一旦孩子的耳朵被划破，发生感染或疾病，很容易扩散到附近的组织和器官，从而造成严重的后果。

事实上，爸爸妈妈完全没有必要给孩子掏耳朵。因为，孩子耳朵里的耳垢能起到保护孩子鼓膜的作用，耳垢干了以后会自然脱落，不用人工清除。如果因为耳垢没有脱落发生了耳道栓塞，也应该让医生来解决，爸爸妈妈不宜自行掏出。

（四）预防疾病

1. 植物过敏的预防

（1）制作花粉月历。

宝宝花粉过敏在春、夏、秋季均可发生，春季最为多见。植物的花期不同，所以不同月份有不同的致敏原。

发生花粉过敏的孩子，多半是对某种特定植物的花粉过敏，记录孩子过敏症状发作的时间，了解周围的环境和植被，可以协助爸爸妈妈判断引起孩子过敏的过敏原。尽量避开花粉浓度高的地方。不过父母在制作花粉月历时，也要注意气候变化对植物开花时节的影响。

（2）易过敏宝贝的出游备忘录。

●时间地点的选择：出游目的地可以选择海边等花粉较少的地方。起风天和艳阳天都不适合出游，小雨天或雨后，花粉指数较低，适合出游。

●适当防护：春游期间可以采取适当的防护措施，比如戴上口罩或护目镜，可以减少上呼吸道和眼睛受到花粉刺激的机会。

●安装车载过滤器：这种安装在汽车空调中的小型过滤器已经越来越普遍，一般的家用车都可安装。

●换衣服：出游回家后，应立即给孩子换上干净的衣服，并嘱咐孩子洗手洗脸，减少花粉在身上存留的机会。

●避免不良刺激：避免与花粉接触，别让孩子紧张、焦虑。

2.植物过敏的处理

很多活动是要家长带领孩子在户外开展的，如果还准备带着孩子去爬山的话，要特别注意会引起皮肤过敏的植物，并且在出门之前提醒孩子有些植物是不能随便触摸的。当孩子发生植物过敏时，要立刻采取紧急救护措施。

（1）**更换衣物**。如果发现孩子已经发生了植物过敏的情况，即使是在室外，也要立刻帮他更换所有衣物，因为有些容易造成过敏的植物，容易附着在身体或者是衣服上，脱下来的衣裤要放在塑料袋里，避免孩子再次碰到它。

（2）**用清水清洗过敏处**。过敏处一般都会非常痒，孩子的抓挠会使过敏的范围进一步扩大，为了避免这样情况的发生，可以先帮孩子用清水冲洗患处，清洗的过程中千万要注意不要让洗过患处的水溅到孩子身体的其他部位。

（3）**涂上止痒药物**。将止痒软膏涂在患处，尽可能不要让孩子去抓挠，如果已经出现水泡，千万不能让孩子抓破。

（4）**用冷毛巾冰敷患处**。为了减轻患处的瘙痒感，可以用冷毛巾为孩子敷一会。

当遇到以下情况时需立即送医院处理：

出水泡，皮肤溃烂：有些小朋友的皮肤对一些植物很敏感，碰到一些植物后皮肤会出现湿疹甚至红肿、水泡，严重的会皮肤溃烂。对于此类小朋友应先在其患处覆盖上干净的纱布，避免小朋友用手去抓而弄破水泡，然后立即带宝宝去医院皮肤科就诊。

如果过了两三天，症状一直不减轻，就要带宝宝去医院儿科就诊。

3. 预防成年期疾病

有许多成年期疾病在孩子较小的时候就要开始预防，如心脏病。一般情况下，只要在孩子年幼时，为其提供良好的膳食，在选购和烹调食物时注意选择有益于心脏健康的食物和适宜的烹调方法，就可以降低心脏病发生的几率。多吃一些有益于心脏健康的食品，如蔬菜、水果、鱼、肉等，要每天都吃。而要少吃或不吃不益于心脏健康的食物，如高脂肪、高胆固醇、高糖、多奶油的食物。因此，一定要让孩子少吃甜食，动物内脏和蛋黄因含胆固醇较高，不宜多吃。在烹调食物时，最好少用动物油。此外，控制孩子盐分的摄入量，让孩子多吃含钾、钙高的食物，保持理想的体重等都可以非常有效地预防一些成年期疾病。

4. 小儿肺炎的预防

肺炎是一种由呼吸道感染引起的疾病。该病四季常发，春冬季节气温骤然发生变化的时候，最容易出现。当孩子出现发烧、咳嗽、呼吸困难等症状时，就可能是得了肺炎。尤其是当孩子出现面色发紫、口唇发紫、鼻翼煽动等症状时，必须赶快送医院诊治。

肺炎的预防工作较为简单，但是要求爸爸妈妈必须非常耐心细致。一方面，要让孩子居住的房间保持空气新鲜、流通，室内气温以18～20℃为宜，要保持湿润。尤其是冬天气候非常干燥的时候，室内会有暖气，这时，可用湿拖布拖地，或在暖气片附近放一盆水，以保持一定的湿度。另一方面，要及时根据天气的变化，为孩子增减衣服，防止感冒。

5. 小儿肺炎的护理

肺炎护理一定要注意让室内保持一定的湿度。因为，室内空气湿润有利于孩子痰液的排除。当孩子的病情好转时，爸爸妈妈可以将孩子抱起，在室内走动，并用手轻轻地拍其后背，以促进痰液排出，使孩子的呼吸道畅通，增加肺的通气量。

另外还要注意让孩子时刻保持安静，保障孩子每天有充足的睡眠。长时间的休息将有利于孩子肺炎的恢复。

孩子得肺炎时，饭量一般会减少或不愿进食，为了保证孩子的营养，爸爸妈妈可以在饭菜的制作上稍做调整，如多为孩子选择较清淡、易消化的食物；每顿饭的进食量不要太多，以免导致积食生热或呕吐。

6. 水痘的护理

水痘是一种由病毒引起的传染病，主要通过飞沫传播，也可经衣物、玩具、手等间接传播。水痘多发生在每年的春、冬两季。孩子患水痘后，皮肤会出现皮疹，发烧多在 39℃ 以下。皮疹呈向心性分布，即头皮、面部、躯干的皮疹较多，四肢较少；最初皮疹表现为红色小点，1 天左右变成水疱，3 ~ 4 天后水疱干缩，结成痂皮。

如果孩子患了水痘，首先，要将其隔离治疗，以免传染给其他孩子。要尽量避免孩子与外界接触，以避免并发症的发生。其次，要让孩子卧床休息，保持室内空气畅通。再次，要多吃清淡易消化的食物，多喝开水。最后，要保持皮肤清洁，勤换洗内衣、被单；皮肤瘙痒时，可用止痒药液涂擦皮肤。勤给婴儿剪指甲，防止婴儿搔抓皮肤引起感染或留下疤痕。

7. 眼睛进异物的处理办法

（1）沙子进入眼睛。

● 清洗眼部：可以用自来水、蒸馏水或生理盐水清洗眼睛等方式进行处理。眼睛进沙子千万不要揉，以免损伤角膜表面，引起破溃，甚至继发感染。

● 挤压眼角：家长帮助宝宝轻轻压住眼角，使灰尘伴随着眼泪流出。

● 用脸盆洗眼睛：如果灰尘还不出来，可以让宝宝在装满清水的脸盆中眨眼睛。

● 用干净的棉花棒将灰沾出：如果以上方法都不可行的话，还可以帮助宝宝翻眼皮，用清水蘸湿棉花棒或纱布取出沙粒。

（2）生石灰进入眼睛。

生石灰进入眼睛，既不能用手揉眼睛，也不能直接用水冲洗。此时应该用棉签或干净手绢将生石灰粉擦出，然后再用清水反复冲洗受伤的眼睛，至少要冲洗 15 分钟。同时叫救护车，到医院进行检查治疗。生石灰遇水会生成碱性的熟石灰，同时产生热量，处理不当反而会灼伤眼睛。

（3）尖锐物碰触眼睛。

如果宝宝的眼睛是被碎玻璃片或者尖锐物品刺到时，立刻叫救护车。而且千万不能让宝宝揉眼睛，也千万不能试图用其他办法帮他取出异物，这时一定要用毛巾覆盖住他的双眼，尽量使他的情绪平稳下来，而且不要让他转动眼球。

（4）热水或热油溅入眼睛。

撑开眼皮，用清水冲洗5分钟，不要乱用化学解毒剂，同时立即叫救护车送往医院。

如果出现以下情况需送医院处理：

眼睛出血：如果发现眼睛红肿或有出血的情况，要马上送往医院就诊。

眼睛睁不开，感到疼痛并伴有流泪：宝宝的眼睛睁不开，或者是感觉有东西磨得十分的疼痛而且不停地流眼泪，这些都是有异物（化学药品、热汤、热油、碎玻璃片、眼睫毛等）进入了眼睛。可以先试着用水为其清洗，如果还不见好转应立刻送往医院就诊。

8.耳朵进异物的处理办法

在户外活动时，有些小昆虫会飞入孩子的耳内；孩子顽皮，玩耍时可能会将豆类、珠子、纽扣等异物放入耳内，这时父母该如何处理？

如果异物进入耳内的位置不深，父母可小心地用耳掏掏出，不要让孩子用手去抠，以避免异物进入耳朵更深处，更加不易取出。必要时去医院处理。

若是昆虫进入孩子的耳内，易引起严重的耳痛和响声。此时父母必须镇静，切不可因为孩子害怕、哭闹，自己也慌了手脚。可将患耳对着灯光，昆虫即可向亮处爬出。也可用植物油或烧酒、酒精等滴入耳内，将昆虫杀死，再用耳镊取出。

若水进入耳朵，不处理将会引起中耳炎。因此，当水进入孩子耳朵时，要尽量将水排出，再用棉签将水吸尽。

9. 鼻腔进异物的处理办法

当异物进入鼻腔的时候，首先不要太过着急，必须先弄清楚究竟是什么东西进入了鼻腔，家长可以让宝宝坐在椅子或床上面，头部往后仰，然后用手电筒照射宝宝的鼻孔，观察异物的形状位置。

• 用力擤鼻子。异物在鼻孔附近时，让宝宝压住另一个鼻孔，闭上嘴用力擤。

• 用卫生纸、棉花刺激鼻腔膜。要是擤不出，就用卫生纸、棉花刺激鼻腔，让宝宝打喷嚏，要是异物还不出来，就要到医院处理。

家长千万不能擅自拿着夹子为宝宝夹异物，因为不小心可能会把异物塞进鼻腔里，给宝宝造成更大的伤害。

10. 预防气管异物

年幼的孩子由于吞咽功能还未发育完善，喉头保护性反射较差，吃饭时哭泣或大笑，都可能将未咀嚼完的食物呛入气管。在吃花生、豆子时，将杏子等食物或小物件含在口中时，也可能呛入气管。

异物卡在气管里，会引起剧烈的呛咳，导致孩子憋气、面色青紫。一旦发生气管异物，要及时急救，操作方法是：父母站在孩子的背后，搂住他的腰，用右手大拇指的背后顶住上腹部（心口窝处），左手重叠于右手之上，间断地，向上、向后，用力推压，将气管异物排出。

经上述方法后，若不能迅速排出异物，应立即送医院急救。

11. 预防食物中毒

一般情况下，不要给孩子吃剩菜和剩饭。尤其是一些已经腐烂变质的食物。因为剩菜和剩饭很容易滋生细菌，孩子食用后会引起腹泻或急性胃肠道疾病。如果一定要食用剩菜和剩饭，必须加热到100℃，且持续20分钟后才可以食用。

豆浆一定要煮到90℃以上；扁豆一定要炒熟；发芽的马铃薯不可食用。

另外，有些食物不能放到一起吃，否则会产生对人体有害的毒素，如柿子和螃蟹，蜂蜜和葱。

家里的烹饪工具和饭菜的卫生紧密相关，因此，爸爸妈妈也要注意，一方面要使工具清洁卫生，不残留细菌。另一方面要注意，切不可用铁锅来煮山楂等酸含量较高的食物，因为食物中所含的低铁化合物，会让孩子中毒。

12. 青枝骨折

由于年幼的孩子骨头的韧性强、硬度差，骨头最外层的骨膜较厚，因此，孩子一旦发生骨折，可能出现折而不断的现象。就像鲜嫩的柳枝，被折后，外皮还连着，这种骨折被称为"青枝骨折"。疼痛不如骨头完全断裂时明显、伤肢还可以做些动作，因此，这类骨折容易被忽略。所以，孩子在玩耍时，一旦肢体受伤，即便疼得不十分明显，也要去医院检查，确定是否发生了骨折。

13. 提防宝宝啃咬物品中毒

此阶段的宝宝喜欢往嘴里放一些东西，有些东西可能含有毒性，在宝宝送入口中的时候，危险也随之而来。所以我们一定要做好监护，提防宝宝因啃咬东西而引发食物中毒。

一些文具含有毒素，如铅笔外面的彩色图案可能含有重金属，宝宝啃咬时可能会发生危险，所以此阶段应教育宝宝不要啃咬铅笔等物品。

一些饰品也会给宝宝带来危害，如亮晶晶的耳环、项链、手链或脚环等，这些都是宝宝们喜爱的饰品。但这些饰品的材质中含有铅等重金属，长期啃咬容易铅中毒。并且，宝宝还有可能将小件的饰品吃到肚子而发生危险，所以大人尽量不要让宝宝配戴过于细小的饰品。

对于处于口欲期的孩子来说，制止他不往嘴里放东西是不可能的，所以为了满足宝宝特殊的生理需要，也可以适当地买些淀粉玩具给宝宝玩。这种玩具是以淀粉为材料制作的，不会产生毒性，这样即使宝宝啃咬，也不会出现问题。

14. 宝宝出行安全

外出散步的时候，爸爸妈妈要时刻注意孩子的行踪。

不要让孩子手里拿着尖锐物品嬉戏、奔跑，以免戳伤自己；也不要带孩子到施工场地周围玩耍。

出门前，应告诉孩子游玩时，一定不要乱跑；要教孩子知道爸爸妈妈的名字、家庭住址以及工作单位等信息，这样，一旦孩子走失，别人可以根据孩子提供的线索将孩子送回来。

15. 防止孩子摔伤

孩子一学会走路，就喜欢上高爬低，因此，在家中要预防孩子摔伤。爸爸妈妈要注意以下两点：一是不要把孩子独自留在桌子上或其他较高的地方，如高凳子或没有栏杆的床上；二是不要把孩子常用的东西放在较高的地方，以免孩子一着急，自己想办法去拿，从而造成摔伤。

16. 擦伤的处理

（1）**冲洗伤口**。可以用凉开水或者生理盐水清洗伤口上的泥沙，注意千万不能用力揉搓。如果出血，请先止血。止血时要用干净的纱布多叠几层，用力压住出血处来止血。

（2）**对伤口消毒**。可以用碘伏进行局部消毒。

（3）**涂预防化脓的药物**。在伤口上为宝宝涂上防止化脓的药物，把纱布多叠几层敷在伤口上保护伤口，再缠上绷带固定纱布。如果是一般的小伤口，只要贴上创可贴就可以了。

遇到以下情况时需立刻送医院处理：

（1）**脸上有严重擦伤**。宝宝脸上的皮肤比较细嫩，而且发生擦伤时常常会头部先着地，这时眼睛周围或脸上的伤口可能会留下疤痕，为了小心起见，简单处理后应该带宝宝去小儿外科、眼科就诊。

（2）**伤口引起化脓时**。如果伤口一直潮湿不干，特别是宝宝在水沟或者不干净的地方擦伤，细菌会侵入皮肤，一旦宝宝伤口出现化脓，要立刻带他去外科就诊。

（3）**伤口有异物无法取出时**。当家长处理伤口时，伤口中如果留有泥沙、玻璃碎片等小东西，如果用水或者生理盐水冲洗还拿不出来，千万不要硬性取出或者使劲揉搓伤口，这样的做法十分危险，此时要迅速带宝宝去医院外科就诊。

17. 刺伤、割伤的处理

（1）当伤口比较浅时。先用清水、生理盐水或者碘伏棉签消毒，消毒之后贴上创可贴就可以了，或者用纱布多叠几层，敷在伤口上帮助宝宝止血。

（2）当伤口比较深时。用重叠几层的消毒纱布敷住整个伤口，并用力压住伤口（但是千万不能过于用力），同时将宝宝的伤口抬到比心脏更高的位置，这样做可以止血。如果这些方法仍然不能止血，要立刻叫救护车或者带宝宝去医院。

（3）皮肤中扎入刺时。首先要拔刺。如果刺露在外面，可以借助用具拔出来。如果刺陷在肉中，要用消过毒的针挑出来。使用针挑出刺时，要先压住伤口的周围，将血及脏东西挤出后再对伤口进行消毒。

18. 厨房里的安全保护

厨房的地面不要铺太滑的地砖，地面要保持清洁干燥，不要让油污长期停留在地板上，以免孩子出入厨房时滑倒。

妈妈在厨房做饭，尤其是炒菜或用油炸食品的时候，不要让孩子进入厨房，以免热油或热汤溅到孩子身上。

厨房的炊具如菜刀、铲子等要放在孩子够不着的地方，以免发生意外。

卫生间里的安全保护。卫生间的安全也是非常重要的。爸爸的剃须刀，妈妈的电吹风、化妆品等物品不要随便乱放，以免孩子拿到；浴室地面也不能太滑，以防跌伤；不可将孩子独自留在澡盆里玩耍，以免发生意外。

19. 家庭安全对照清单

亲爱的爸爸妈妈，请对照下列清单检查您的家中对孩子安全构成危险的地方！如符合要求，请您在清单的相应项目前打"√"。

客厅

- 桌子、茶几等家具的尖角处有防护措施。
- 孩子能够触摸到的电源插座加上防护套。
- 孩子可攀爬的窗台应有防护栏。
- 橱柜、抽屉加童锁。

儿童房

- 孩子睡的床有护栏，插销安装在孩子摸不到的地方。
- 儿童床周围的地板上放置地毯等软性防护材料。
- 窗户边没有孩子可攀爬的桌子、凳子等家具；低矮窗台有防护栏。
- 杂物应放在有门的的橱柜里，并加儿童锁。

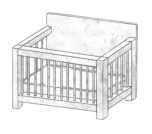

卧室

- 阳台的栏杆足够高，孩子无法攀爬。
- 炉子、暖气、电暖气等取暖设备有防护装置。
- 屋内注意通风，有取暖炉的房间要安装风斗。

厨房

- 厨房门口设置护栏，不让孩子自由进入。
- 将锅把手朝灶台里侧放置。
- 微波炉等电器不使用时拔掉电器。
- 橱柜、冰箱关好并加儿童锁。
- 燃气应加燃气开关保护罩。
- 刀具等利器放在有门的橱柜里。

餐厅

●饭桌、茶几不要铺台布并在尖角处加防护措施。

●花生、瓜子及其他体积较小的零食放在孩子拿不到的地方。

●热水壶、电饭锅、暖瓶放在孩子够不到的地方。

卫生间

●在浴缸或淋浴间内装上扶手、铺上防滑垫。

●电吹风、洗衣机等不使用时拔掉电源。

●浴盆、水桶、水缸等不要蓄水，如果蓄水要加上盖子。

●马桶不使用时加盖。

●剃须刀放在孩子拿不到的地方。

●洁厕剂用原装容器盛放在孩子拿不到的地方。

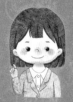

三、1岁7个月～1岁9个月宝宝的学习与教育指南

教育要点

（1）耐心回答孩子的问题。

（2）关注孩子的情绪。

（3）让孩子接触和认识大自然。

（4）帮孩子调节自己的情绪。

（5）玩具选择要符合孩子的发展要求。

（6）关注孩子的特殊兴趣。

（7）与孩子一起制定简单的规矩。

（8）给宝宝提供一些自由选择的机会。

（9）理解孩子的愿望。

（10）让孩子生活在一个丰富多变的环境中。

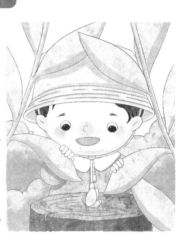

（一）动作学习与教育

1. 踢踢腿

● **目的**：发展孩子身体的平衡能力，提高孩子动作的协调性及视觉运动能力，增强孩子腿部的肌肉力量。

让孩子踢妈妈的手掌，妈妈的手逐渐抬高，以能够着为准，当这个动作练熟了，再不断变换手的位置，让孩子追着用一条腿踢。尽量让孩子左右腿轮流练习踢。

2. 宝宝站起来

- **目的**：锻炼孩子的腰部及腿部力量。

让孩子仰卧，妈妈按住孩子的两只脚脖子，让他自己站起来。也可以按两个膝盖。

3. 我的小马

- **目的**：让孩子学会两腿弯曲做动作。

爸爸妈妈先为孩子哼唱歌曲《我的小马》，孩子对歌曲熟悉了，就教孩子做小马奔跑的动作。让孩子两腿弯曲，左手屈臂，放在胸前，右手做马鞭状放在头顶上，随着歌曲摇动右手，以小碎步不断地在房间里走来走去。

我的小马

1＝C 2／4

5 5　3 3｜5 5　3 3｜　2　3　｜　5　—　｜
呱 哒　呱 哒　呱 哒　呱 哒　马　来　　了

5 5　3 3｜5 5　3 3｜　2　3　｜　1　—　‖
呱 哒　呱 哒　呱 哒　呱 哒　马　来　　了

4. 压跷板

● **目的**：培养孩子身体的平衡性。

妈妈坐着，把手支在背后，两脚并拢，稍稍弯曲，让孩子像骑马一样坐在大人的脚背上，上下颠动。掌握了这一动作以后，妈妈躺下来，两手拽住孩子的手，两脚蹬着孩子腹部高高地支起来，待平衡时，再松开手。等孩子习惯了，即使松开手，孩子也不会掉下来。

5. 蹲下、站起

● **目的**：训练孩子腿部的力量及动作的灵活性。

妈妈坐着，用膝盖轻轻地把孩子的脚背压住不动，拉着孩子的手让他蹲下。让孩子上身挺起，反复做曲膝、下蹲、站起的动作。

6. 抓蝴蝶

● **目的**：宝宝通过上下左右移动并随着妈妈的速度来改变自己的速度，锻炼下肢活动、眼和手的协调能力，使宝宝活动更加灵活。

父母可以把蝴蝶玩具系上绳子，再把另一端固定在竹竿上。这个时候妈妈拿着竹竿上下舞动，让宝宝来捉蝴蝶，当宝宝捉到的时候，把蝴蝶当作奖品送给宝宝。当然，如果家里有小鸟、蜻蜓等玩具也可以绑到绳子上让宝宝捉一捉。

需要提醒父母的是：为了宝宝的安全，这个活动尽量在宽敞、安全的场地进行。父母舞动的速度要适度。

7. 踢球

● **目的**：发展孩子脚腕的灵活性，提高孩子身体的协调性。

准备两个纸箱，较大的纸箱用彩色纸包上，在其顶部挖出小脚的形状，四周则挖出多个球能滚出的小圆洞，并将多个小球放入箱内；把较小的纸箱做成各种小动物，把嘴挖成圆洞。

让孩子坐在凳子上，用脚踢小球，使其通过箱子四周的圆洞滚出来，滚出的小球是什么颜色，就把它放入相应颜色的动物的嘴里。

8. 横滚比赛

● **目的：**训练孩子身体的协调性和灵活性。

让宝宝与同龄的伙伴一起在高低不平的场地上做横滚比赛，看谁滚得快、滚得次数多。妈妈与宝宝两个人玩时，可以将枕头、褥垫摆成各式各样的小障碍，让宝宝在上边滚；或妈妈躺下来，让宝宝从身上爬过去。

9. 追妈妈

● **目的：**训练宝宝按要求向指定方向跑，发展宝宝动作的灵活性和协调性。

妈妈在前面跑，宝宝在后面追，宝宝追到了妈妈的时候，妈妈要抱抱孩子，以示鼓励。（妈妈跑时速度要慢，跑的距离不可过长。）

10. 追光逐影

● **目的：**训练宝宝奔跑的平衡性，提高宝宝运动的协调性和灵活性。

选择有太阳的天气，在室外平坦的地面上进行。家人和孩子一起在太阳下玩儿，太阳照在地面上会在地上出现一个影子。让孩子用脚踩影子，家长可以变换方向慢慢跑动，孩子追着影子边跑边踩。过一会儿，可以跑到房子旁或树荫下休息一会儿，影子就被遮挡住，告诉孩子影子不见了，让孩子也休息一会。几分钟后，可以再次跑到阳光下，并告诉孩子影子又出来了，让孩子继续追赶影子。

11. 滑滑梯

● **目的**：培养宝宝的平衡感。

爸爸坐在较大一些的椅子上，双腿并拢，向前伸直，让宝宝从自己的脚背上爬到大腿，然后，帮助宝宝从腿上滑到脚背上。如果宝宝爬累了，爸爸可以翘腿坐在椅子上，宝宝坐在爸爸翘起的脚背上，双手拉住爸爸的手。然后，爸爸腿用力，一上一下地抬起再落下，可以随着起落，唱一唱自编的儿歌。

12. 滚球

● **目的**：使宝宝掌握滚球的基本技能，训练宝宝手眼的协调性。

宝宝拿着球，妈妈一边说："把球滚到这边来吧！"或者说："把球滚进积木的门里。"一边指出方向让他滚动。待宝宝较好地掌握了滚球技能后，在距离宝宝1米的地方放个玩具，对他说："你能拿球把玩具碰倒吗？试试吧！"接着，让宝宝做滚球练习。

13. 小小游泳池

● **目的**：消除孩子对水的恐惧感，培养亲水性。

入夏后，爸爸妈妈可以利用下午的时间，把孩子放到浴盆里玩。开始少放些水，孩子逐渐习惯以后，再增加水量。妈妈要在一旁与孩子一起玩，可以往孩子的头部或背上浇浇水，如果水溅到脸上，孩子也不在乎，就达到目的了，也可以往浴盆中放入玩具让宝宝玩。

14. 运动会

● **目的**：通过跑步，增强孩子腿部肌肉的力量，发展孩子的平衡能力。

对孩子说："妈妈一吹哨子，你就赶快跑，把那个球拿回来，好吗？"对于 1 岁多的孩子，要拉着他的手一同跑，或者在后面紧跟着孩子跑。如果有两三个同龄孩子在一起，可以画一道跑线，规定目标，让他们尽情地跑。

15. 钻椅子

● **目的**：发展孩子动作的灵活性和协调性，提高孩子的运动能力。

让孩子站在椅子前边，妈妈在椅子后边蹲下，然后说："你看见妈妈的脸了吗？从椅子底下钻到妈妈这边来吧！"伸出手，鼓励孩子从椅子底下钻过来。钻过来以后，再让孩子从椅子上爬过去。妈妈鼓励说："爬山啦，加油！加油！"

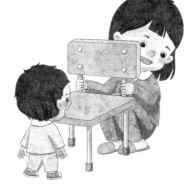

16. 小鸭子学游泳

● **目的**：训练孩子身体的平衡性。

让宝宝站在小凳子上向下跳，刚开始妈妈拉着跳，然后鼓励孩子勇敢地向下跳。宝宝在练习从高处向下跳时，妈妈一定要做好保护工作，并向他不断重复正确的动作。

17. 做体操

• **目的**：让孩子根据儿歌，合节奏、合韵律地做动作。

妈妈边拍手边念儿歌《做早操》，和宝宝一起随着儿歌做动作。念到第二句时，让孩子伸出双手，弯下腰；念到第三句时，让孩子伸出双手举至头顶；念到最后一句时，让孩子双手插腰，在原地跳跃。

做早操

做早操，身体好。

伸伸胳膊弯弯腰。

两手高高举，

两脚跳一跳。

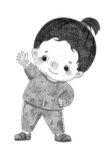

18. 拍皮球

• **目的**：让孩子体会儿歌中的节奏，能够使儿歌的节奏与拍球的动作相协调。

在户外找一个比较宽敞的地方，妈妈一边拍皮球，一边念儿歌；然后把皮球给孩子，妈妈念一句儿歌，宝宝拍一下，如此重复数次后，教孩子自己念一句儿歌，拍一下皮球。妈妈在教孩子拍球的时候，要注意让孩子感觉到拍皮球，是按照儿歌的节奏进行的，并不是胡乱拍的。如果孩子做不到边念儿歌边拍皮球，可以先让孩子跟着妈妈的儿歌节奏来拍，以后再逐渐过渡到自己念、自己拍。

拍皮球

大皮球，真好玩。

拍一拍，跳一跳。

皮球跳得高，

宝宝身体好。

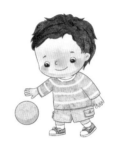

19. 拉锯扯锯

● **目的：**让孩子根据歌曲内容做简单的动作。

爸爸妈妈和孩子相对而坐，拉着孩子的手，边唱歌曲，边做动作。歌曲如下：

拉锯扯锯

1＝D 4 / 4

$\overset{\frown}{5 \cdot 6}$　1　$\overset{\frown}{3 2}$　1｜$\overset{\frown}{1 2}$　3　$\overset{\frown}{2 3}$　1｜

拉　　锯　扯　锯　你　来　我　去

5 3　2　5 3　2｜5 5　5 5　2 3　1｜

拉一　把　扯一　把　哗啦　哗啦　下雨　啦

3 3　2　3 3　2｜5 5　1　5 5　1‖

小小　鸭　小小　鸭　嘎嘎　嘎　嘎嘎　嘎

20. 倒米游戏

● **目的**：通过让孩子倒米来提高其手眼的协调能力，使其手部肌肉得到锻炼。

妈妈首先要准备两个塑料小碗放在桌子上，在其中的一个小碗里面放小半碗米，让宝宝端起有米的小碗，把碗中的米慢慢倒进没有放米的小碗内。提醒宝宝倒的时候要小心，争取不把米撒在桌子上。反复练习，直到宝宝在倒的时候达到一粒米都没有撒在桌子上的程度为止。如果宝宝掌握了不把米撒在桌子上的技巧，就让宝宝练习倒水。

21. 宝宝画画

● **目的**：让孩子学会握笔，能够涂鸦。

准备好纸和笔。妈妈用蜡笔或水彩笔在纸上随便画一团乱糟糟的线，告诉孩子："妈妈的毛线团是这样的，宝宝的毛线团是什么样子的呀？""宝宝也画一个毛线团吧！"让孩子开始在纸上画，只要孩子能握住笔画出来就行了，妈妈还要注意及时地表扬、鼓励孩子。

22. 来来往往

● **目的**：训练孩子涂涂画画的能力，通过画简单线条培养孩子的美感。

准备好纸和笔。妈妈先为孩子做示范，用手握着笔从纸的左面一直拉到右面，或从右面直接拉到左面。告诉孩子："妈妈是在画渔网，宝宝会画吗"？然后教孩子学着画。刚开始画的时候，要稍微慢一些，等到孩子基本掌握了以后，再提高速度。只要孩子能画出来，妈妈应及时给予表扬。

23. 插苹果

● **目的：** 通过让宝宝插苹果，锻炼宝宝手指的灵活性和力量。

妈妈将苹果切成一片一片，每片厚度差不多3厘米，把这些苹果放到盘子里，让宝宝用牙签插苹果，宝宝插好后，可以分给家人吃，体会分享的快乐。

24. 串珠子

● **目的：** 通过穿珠子来锻炼宝宝手眼协调的能力，提高其手眼协调的精确度。

让宝宝用左手拿着珠子，右手拿着鞋带，将鞋带硬的一头伸入珠子上面的小洞里，要尽量多伸进珠子里一些，然后再把鞋带从珠子另一头的开口处拉出来。这样就算是完成了一个穿珠子的动作。

（二）认知、语言的学习与教育

1. 聚宝盒

● **目的：** 满足孩子探索的需求，发展孩子的感知觉及动手操作能力。

爸爸妈妈为宝宝准备一个小盒子（或小篮子），里面放一些可以让宝宝任意把玩的小玩意，可以是形状特别、触感不同的东西，也可以是能够拆卸组合的东西，比如钥匙环、空的包装盒、手帕、旧拉链、书签等。可以让宝宝一个人玩，也可以让宝宝和小朋友一起玩。所选的小玩意应是不能放到嘴巴里或不会戳伤孩子的物品。

2. 抓空气

● **目的：** 通过塑料袋装空气，让宝宝感受风，初步培养宝宝对大自然的观察能力。

妈妈拿一个张开口的塑料袋往宝宝身边一挥，将空气装近口袋，然后扎紧口袋。

将袋口对着宝宝的脸挤出空气，询问宝宝的感觉，让宝宝看看空气有没有颜色，闻一闻空气有没有气味。

最后，妈妈告诉宝宝，我们的周围充满了空气，但空气无色无味。父母可以给宝宝塑料袋，让宝宝自己尽情探索。

3. 小风车

● **目的**：让宝宝认识风，通过游戏感受风的存在。

父母和孩子首先要一起制作一个风车：把正方形的卡纸分别对角折，用剪刀沿着对角线剪到三分之二处。将四个角折至中心，并用胶水固定在筷子或小木棍上，风车就做好了。

让宝宝拿着风车行走、摆动、跑动，看看什么时候风车才会转，观察什么时候风车转得最快。

4. 玩水

● **目的**：让孩子体验水的性质，同时也会产生积极愉快的情绪。

孩子都喜欢玩水。妈妈要事先为宝宝准备大小不等、各种各样的勺子、杯子等作为孩子玩水的容器，这样孩子在玩水的时候还会发出叮叮当当的快乐的响声。宝宝玩水时，妈妈还可以在水中放一些冰块，冰块在水中上下浮动，来回漂移，在孩子的手里不停地滑动，最后全部融化。这个过程会使孩子感到好奇，给孩子带来快乐。

5. 手电筒

• **目的**：了解手电筒的用途，训练孩子手部的灵活性，激发孩子对未知事物的探究欲。

这个阶段的孩子很喜欢把玩手电筒上的开关，而且对手电筒发出的光线照在物体上的情景感到好奇。爸爸妈妈与孩子做游戏时，先把房间里的灯都打开，再把光线逐渐减弱，然后用手电筒随意地照房间。在黑暗的房间里，一束活动的光线会产生神秘的效果，能使孩子产生强烈的探究欲。

6. 玩小汽车

• **目的**：通过这一游戏活动，引导孩子发现书的倾斜度越大，汽车下滑的速度越快。

妈妈和孩子一起玩小汽车。事先妈妈要准备一本比较结实的硬皮书，将书平放好，把小汽车轻轻地滑给他看；然后把书摆得稍微倾斜一些，让小汽车从上面滑下来（也可以在平坦的和有斜坡的地方进行）。这项活动可多做几次，同时也要让孩子在玩的过程中学着做。

7. 理解上下的概念

• **目的**：让宝宝通过日常生活理解上下的概念，促进宝宝对空间的认知。

在日常生活中，父母可以指着桌子上的布娃娃告诉孩子："布娃娃放在桌子上面"；指着椅子说："椅子放在桌子下面"；指着书说："书放在桌子上面"……同时让宝宝完成相应动作的指令，比如，"请宝宝把桌子上的书给妈妈"。父母给孩子提出的指令要简洁明了。

8. 猜声音

- **目的**：训练孩子的听力以及声音辨别能力。

爸爸妈妈给宝宝模拟出多种车的声音（汽车、摩托车、火车等）、动物的叫声（猫、狗、羊、小鸡等）以及风、雨、电话等声响，请孩子猜猜是什么东西发出的声音。

9. 喂小动物

- **目的**：让孩子了解小动物的外形特征和生活习性。

爸爸妈妈可以给宝宝买一只小、一只小兔或几条小金鱼，让孩子观察其特征，并给小动物喂食物。

10. 你问我答

- **目的**：爸爸妈妈与宝宝之间的一问一答，在训练宝宝语言能力的同时，也训练了孩子的记忆力。

一岁半以后，宝宝逐渐由说单词句过渡到学说短句，这时爸爸妈妈应多与宝宝进行言语交谈，问宝宝一些日常生活中的问题，让宝宝用短句回答，如"这是谁的帽子？""妈妈上哪儿去了？"等，如果宝宝答不出，或回答的不完整，爸爸妈妈还应用完整的句子再说一遍，并让宝宝重复。

11. 用棍子取物

• **目的：**促进孩子对空间的感知，让孩子学会使用工具取物。

把宝宝喜欢的玩具放到他够不到的地方，让宝宝尝试运用工具取物。比如，将玩具放到柜子底下、床地下，让宝宝尝试用棍子、笤帚、衣架等工具取出。值得注意的是，宝宝用工具取物时父母要陪同，以免发生危险。

12. 对号入座

• **目的：**训练孩子的观察、判断及动手操作的能力。

在一张硬纸板上画出多种图形，如方形、圆形、三角形、不规则图形等，然后把这些图形剪下来。请宝宝把剪下来的图形设法放回到原来的位置。必要时妈妈可以提示或帮助宝宝完成。

13. 配对游戏

• **目的：**使孩子建立初步的配对概念。

把几双花色、大小或形状不同的袜子、手套，或任何成双成对的东西，一只只分开，混在一起，然后请宝宝找出相同的两只进行配对。

14. 匹配游戏

• **目的：**使宝宝了解事物简单的对应关系。

妈妈事先在4张纸片上分别贴上或画出小狗、小猫、肉骨头和小老鼠的图案。然后问宝宝："小狗最爱吃什么？小猫最爱吃什么？"等，让宝宝根据动物的生活习性，将动物与食物对应起来。

15. 积木分类

• **目的**：让宝宝根据不同类别进行分类，学会简单的分类方法。

选择形状、颜色各异的积木，和宝宝一起进行分类游戏。先将积木按颜色分类，再按形状分类。在这个过程中可以教宝宝认识各种颜色和形状。

将相同颜色的积木摆成一排，让宝宝看看各种颜色的积木是否一样多。再将相同形状的积木摆成一排，让宝宝看看各种形状的积木是否一样多。

16. 画点连线

• **目的**：训练孩子握笔、用笔的能力。

妈妈在纸上用笔给宝宝画些点或虚线，请宝宝把点连成线，并看看连出来的是什么东西，如三角形、桃子、红旗、曲线等简单图形。

17. 花裙子

• **目的**：让孩子学会分辨颜色，试着做涂色训练。

准备好蜡笔或水彩笔。妈妈为孩子剪出许多小梯形，并告诉孩子："这么多的小裙子上面都没有颜色，宝宝给花裙子染上颜色吧！"指导孩子握好笔，在纸上涂色。孩子涂色的时候，注意提醒孩子要涂得均匀一些，最好能多换几种颜色。

18. 纸上的泡泡

• **目的**：让孩子学会握笔，会画曲线。

先带宝宝到外面吹泡泡，回家后拿出纸和笔，妈妈先给宝宝做示范，边画边说："这个是妈妈吹的泡泡，宝宝吹

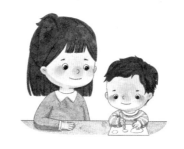

的泡泡在哪儿呢?"然后,让宝宝也学着画,妈妈可以在一旁提示孩子,例如,可以帮孩子把没有封闭的曲线连起来,并对孩子说:"宝宝的泡泡真多!"若孩子画得太大,可以提醒孩子:"泡泡太大了,宝宝吹不动了,我们画一个小的吧!"如果画得太小,则可以提醒孩子:"泡泡太小了,我们使劲儿吹个大的吧!"

19. 大和小

● **目的**:让宝宝认识大和小,初步建立相反的概念意识。

取出两个纸盒子,一个大,一个小,将大盒子打开,把小盒子放到大盒子内,这时告诉宝宝:"小的放在大的里面。"再把小盒子打开,找一些小东西放入小盒子里。也可以给宝宝一些大的和小的水果,让其区分大小。

20. 高和低

● **目的**:让宝宝认识高低、大小,初步建立相反的概念意识。

妈妈找来一些大小不同的塑料碗,并排放在地板上,按照从大到小的顺序将碗叠在一起,提醒宝宝:"变高了。"鼓励宝宝自己动手,将塑料碗一一取出放在地板上,提醒宝宝:"变低了。"同时引导宝宝按照从大到小的顺序排列起来。宝宝熟练后,也可以变换不同的游戏道具,增加游戏的趣味性。

21. 小鸡和小鸭

● **目的**:让孩子感受儿歌中的语言美。

准备一张画有小鸡和小鸭的图片,让宝宝看着图片,和妈妈一起念儿歌:

小鸡和小鸭，走到花园里。

小鸭嘎嘎嘎，小鸡叽叽叽。

一同来唱歌，一同做游戏。

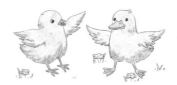

妈妈和孩子一起念儿歌的时候，要注意以自己愉快的情绪感染孩子。然后妈妈可以问孩子："小鸡的声音是什么样的？""小鸭的声音是什么样的？"等问题，以加深孩子对儿歌的印象。

22. 数字儿歌

数数歌

小鸡,小鸡,两条腿,

老牛,老牛,四条腿,

蚂蚁,蚂蚁,六条腿,

蜘蛛,蜘蛛,八条腿,

蚯蚓、鳝鱼几条腿?

蚯蚓、鳝鱼没有腿。

量词歌

一个人两只手, 牵着一条小花狗。

两个人四只手, 推着两辆小车走。

三个人六只手, 抬着三箱葡萄酒。

四个人八只手, 盖起四座大高楼。

五个人十只手, 团结友爱手拉手。

23. 问答儿歌

问答歌

谁的尾巴长?

山鸡尾巴长。

谁的尾巴短?

兔子尾巴短。

谁的尾巴最好看?

孔雀的尾巴最好看。

谁的尾巴尖?

猴子的尾巴尖。

谁的尾巴扁?

绵羊的尾巴扁。

谁的尾巴往上卷?

小狗的尾巴往上卷。

24. 动物儿歌

青蛙

一只青蛙一张嘴,

两只眼睛四条腿,

扑通一声跳下水。

两只青蛙两张嘴,

四只眼睛八条腿,

扑通扑通跳下水。

25. 谜语儿歌

雨

千根线，万根线，
落在河里看不见。

鹅

身穿白袍子，头戴红帽子，
走路像公子，说话高嗓子。

26. 乖乖搬家

● **目的：** 通过听故事，培养孩子丰富的想象力，发展孩子的语言表达能力。

小兔子乖乖要搬家了，其他的兔子都来帮忙。他们一起动手，从树洞里把桌子、凳子、布娃娃，统统搬了出来。一路上，他们抬着桌子、背着凳子、抱着布娃娃，走呀走呀，忽然下起雨来了，他们都没有带雨伞，怎么办呢？抱布娃娃的兔子看见桌子下面淋不到雨，就喊大家到桌子下面来躲雨了。

嘿！他们坐在桌子下面，就好像坐在凉亭里那样，雨老是下呀下呀，下个不停，可是，兔子们要搬家的呀！不能一直坐在这里，怎么办呢？大家又在一起出主意了，他们想了又想，商量了又商量，想出了一个好办法。

他们把凳子搁到桌子上面，把布娃娃绑在背上背好，再每人抬一条桌腿。这样，他们躲在桌子下面，就把桌子抬走了。

你看，小兔子们多会动脑筋想办法呀！

他们想的办法真好！

27. 萝卜回来了

●**目的**：让孩子感受语言美，训练孩子的想象力。

下雪了，小兔子到洞外找食吃，走呀走，看到雪堆里露出一个绿叶子，把雪拨开一看，原来是一个大萝卜，小兔真高兴，可是小兔想："小羊也许还没有东西吃呢，我把萝卜送给小羊吃吧！"小兔子抱着大萝卜走到小羊家，"砰砰砰"，小兔子推开门看见小羊不在家，就把萝卜放在桌子上回去了。小羊推开门一看桌子上放着一个大萝卜，"谁送给我的大萝卜呀？"小羊真高兴，可是，小羊想："小猴子也许还没有东西吃呢，我把大萝卜送给小猴子吃吧！"小羊拿着大萝卜到了小猴子家，"砰砰砰"，小羊推开门，看见小猴子不在家，就把大萝卜放在地上就回家了。小猴子回到家里，看见地上有一个大萝卜，"是谁送给我的大萝卜呀，小兔子最喜欢吃萝卜，还是把萝卜送给他吧！"小猴子背着萝卜来到了小兔子家里，把萝卜放在小兔子的床边就回家了，小兔子送完萝卜回到家里，把门推开一看，看到床边有一个大萝卜，小兔子高兴地说："大萝卜回来了。"

（三）情绪、社会交往的学习与教育

1. 打电话

●**目的**：让孩子知道打电话时的礼貌用语。

爸爸、妈妈和宝宝每个人拿一个电话。爸爸说："我要先给妈妈打电话，叮铃铃，叮铃铃。"

爸爸："喂，您好，请问您是 ×× 的妈妈吗？"

妈妈："您好，我是。请问您有什么事吗？"

……

爸爸："再见。"

妈妈："再见。"

给妈妈打完电话后，爸爸给宝宝打电话，一定要引导宝宝在打电话的开头和结尾用礼貌用语。

2. 做有礼貌的好孩子

●**目的**：教给宝宝基本的礼貌用语，培养宝宝良好的行为习惯。

爸爸递给宝宝一件可爱的玩具，当宝宝伸手拿时，妈妈在一旁说"谢谢"，并点点头或做鞠躬的动作，同时教宝宝模仿妈妈的动作。

爸爸做离开的样子，妈妈一面说"再见"，一面挥动宝宝的小手，表示"再见"。家里来了熟悉的客人，教宝宝拍拍手表示欢迎。

3. 我在这里

●**目的**：让宝宝学会说句子"我在这里"，体验不同的问好方式。

爷爷奶奶、爸爸妈妈和宝宝一起玩点名游戏。妈妈问爷爷："您在哪里？"爷爷听到自己的名字，就大声地告诉大家："我在这里。"然后走到妈妈身边，让大家一起欢迎自己。以同样的方式询问奶奶、爸爸。

4. 妈妈说，宝宝做

●**目的**：培养孩子的语言理解能力和助人为乐的精神。

在日常生活中，爸爸妈妈可以有意识地让孩子帮大人干点活，可以发出一些指令，让孩子照办。比如，"帮妈妈把毛巾拿过来，好吗？"或"给爸爸把这本书拿过来，

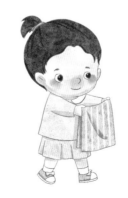

好吗？"孩子如果很好地完成了任务，要及时给予表扬：若孩子做得不好，也不要责备孩子，而应耐心引导孩子去做。

5. 吃果果

●**目的：** 培养孩子与人分享食物、玩具的习惯。

准备一个布娃娃，并为布娃娃起一个名字。告诉宝宝布娃娃是他的妹妹，每次提到布娃娃，要求孩子称呼为"××妹妹"。

学习儿歌《排排坐》："排排坐，吃果果，你一个，我一个，妹妹睡了留一个。"等孩子会念了以后，念到最后一句时，问："给妹妹留不留？"并启发他，应该给妹妹留。

孩子吃东西时，提醒孩子给睡觉的"妹妹"留一份，做到了，立即表扬他。

孩子玩玩具时，也可以启发他给妹妹一样玩具，然后两人交换。

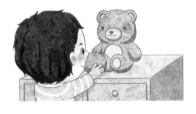

6. 两个小伙伴

●**目的：** 帮助孩子获得社会交往的经验。

宝宝与小朋友一起玩耍时，若孩子们手中都没有玩具，可以引导他们互相模仿对方的动作；如果孩子们手中有不同的玩具，则引导他们把自己的玩具给对方玩，或者互相交换玩具玩。

两个宝宝一起玩时，给他们一个玩具，看看他们怎么玩，如果两个孩子发生了争抢，家长可以启发他们，告诉他们该怎样玩。

7. 找朋友

• **目的**：不排斥同伴，能和伙伴进行身体接触。

父母在带宝宝户外活动时，可以告诉宝宝："今天，我们要去花园找小朋友们玩。""你可以和新朋友握握手、点点头、抱一抱。"

在遇到朋友时，父母可以给宝宝念儿歌《找朋友》，父母边唱儿歌边做示范，引导宝宝根据歌词与朋友敬礼、握握手、抱一抱。

找朋友

找呀，找呀，找朋友，　　　　　　敬个礼，握握手，

找到一个好朋友，　　　　　　　　你是我的好朋友。

8. 捡豆子

• **目的**：锻炼孩子手指的灵活性，培养他们的耐心和细心。

妈妈准备好一些用纸或其它材料制成的各种颜色的指头大小的豆子，也可以准备一些黄豆，把这些豆子拿给孩子看，告诉孩子：这些豆子已经成熟了，要把它们装进布袋里。然后假装不小心将豆子撒在地上或桌子上，请孩子帮

忙将豆子一粒粒捡起来放进布袋里。妈妈注意：不要让孩子将豆子放入口中，以免发生意外。

9 拔萝卜

● **目的**：让宝宝体验合作的快乐。

让宝宝站在地上或躺在床上扮演"萝卜"，妈妈握住宝宝的双手，一前一后或一上一下地牵拉，边拉边说："拔萝卜呀拔萝卜，拔了一个大萝卜。"也可以在数次牵拉之后，显示出筋疲力尽的神态，并说："萝卜太大了，我拔不动呀，叫爸爸来拔吧（或叫奶奶来拔，叫哥哥、姐姐、小花猫、小花狗一起来拔）！"以增加宝宝的自信和兴趣。

父母在拉宝宝的小手时，注意力度要适度。

10. 朋友，你好！

● **目的**：引导宝宝大胆与朋友打招呼。

孩子在户外与小朋友玩耍时，妈妈可以加入他们的队伍，一边念儿歌："朋友，朋友，你好！张开双臂抱抱，拉拉小手跳跳。"一边做出微笑、抱抱、拉手跳跳的相应动作。引导孩子互相做动作。当孩子熟练之后，父母可以退出游戏，在旁边指导。

11. 爸爸妈妈在做什么

● **目的**：让孩子了解爸爸妈妈的工作，学习关心、体谅他人。

爸爸领孩子站在厨房外面，边看边给孩子讲解妈妈在做什么。或妈妈领孩子站在离爸爸不远的地方，观察爸爸在做什么，注意不要打扰爸爸的工作。也可先让宝宝猜一猜爸爸或妈妈在干什么。

12. 安静

- **目的**：让宝宝学会关心别人。

将布娃娃放到床上，并给它盖好被子，妈妈轻声对宝宝说："娃娃睡着了，我们出去的时候要轻一点，不要吵醒她。"妈妈领着宝宝用足尖轻轻地走路，轻轻地关门，去另一个地方做安静的游戏，如穿珠子，摆积木等。如果听到楼上和楼下的邻居走路及说话发出的声音、汽车发出的鸣叫声、窗外的小鸟发出的声音等，过一会儿妈妈可以用低低的声音问宝宝："宝贝，你刚刚听到了什么声音？"引导宝宝也低声回答。

13. 小宝宝要睡觉

- **目的**：让孩子学会哼简单歌曲中的部分音调，养成独立睡觉的好习惯。

让孩子看着妈妈，然后妈妈抱起洋娃娃，边摇边哼唱摇篮曲，告诉孩子："宝宝和妈妈一起哄洋娃娃睡觉，好吗？""妈妈和宝宝唱个歌，洋娃娃就睡着了。"让孩子学着妈妈的样子，边摇洋娃娃，边哼唱摇篮曲。也可以选其他的孩子喜欢的歌曲。

14. 捕鱼

- **目的**：锻炼宝宝的应变能力，活跃家庭氛围。

父母双手相握，形成渔网，宝宝当鱼。游戏开始时，宝宝自由地在渔网内外跑动，父母边说儿歌边网鱼。宝宝要尽量躲开渔网。如被网住，就问宝宝："你是大鱼还是小鱼？"若答"大鱼"，父母则说"把它送到鱼市上去"；若答"小鱼"，就说"把它送回水里去吧"。然后放开宝宝，重新开始游戏。

儿歌

一网不捞鱼，

二网不捞鱼，

三网才捞鱼。

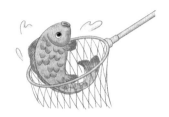

15. 点红点

● **目的：** 培养宝宝的自我意识。

在宝宝的额头上点上小红点，如果宝宝发现并摸自己的红点，就对宝宝说："请你把红点擦掉。"如果宝宝没有发现，父母引导宝宝发现。

开始时，宝宝很可能去擦掉镜子里的"宝宝"的红点，父母不用急着去纠正，尽量让宝宝自己发现镜子里的红点擦不掉的原因，使宝宝区分真实的自己和镜子中的自己，以发展宝宝的自我意识。

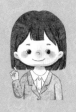

四、给爸爸妈妈的建议

（一）1岁7个月～1岁9个月宝宝的教养建议

1. 鼓励孩子学习生活技能

随着动作技能和自我意识的发展，孩子会产生自我服务并为家人服务的愿望，这正是培养孩子生活技能的良好契机。父母应做到：

给孩子提供充分的机会，让孩子反复练习新近获得的生活技能（如自己吃饭、穿衣的技能）。

把日常生活作为孩子学习的机会，使孩子的动作逐渐变得熟练和自主。

爸爸妈妈可利用各种玩具，创设条件让孩子学习各种生活技能，使枯燥的生活技能练习变得有趣。

爸爸妈妈要为孩子提供易于操作使用的物品，使孩子通过努力掌握生活技能，爸爸妈妈切忌包办代替。

2. 宝宝的"专用抽屉"

处于学步期的孩子喜欢对各种东西进行探究，尤其对爸爸妈妈的东西感兴趣，总爱"翻箱倒柜"，把家里搞得一片混乱，还有可能发生危险。对此，爸爸妈妈该怎么办呢？

为宝宝准备"专用抽屉"是一个好办法。爸爸妈妈可以在宝宝的"专用抽屉"里放上宝宝的东西，比如，在厨房的橱柜里放上木碗、木汤勺、海绵等，在一个抽屉里塞满无用的广告传单、过期的杂志、报纸等。每过一段时间及时更换一下这些"大人的东西"，换上能引起宝宝兴趣的东西。这样既满足了宝宝的好奇心，又能保持家里的整洁、卫生。

3. 纸尿裤障碍

纸尿裤障碍现象是指，由于婴儿长时间使用纸尿裤并对其产生依赖，缺少对排便行为的观察和认知，致使部分婴儿对脱离纸尿裤完成自主排便的行为产生强烈抗拒情绪和心理障碍的现象。

2～3岁是婴儿练习自主排便的关键时期，但是在这个时期才给孩子解开纸尿裤，很容易出现纸尿裤障碍。这时需要养育者在孩子1～2岁开始有意识时帮助婴儿逐渐克服对纸尿裤的依赖，不要让宝宝24小时全天候地穿着纸尿裤，让孩子有更多观察自己排便的时间，避免在学习和控制自主排便的时候，出现抵触情绪和心理障碍。

虽然纸尿裤障碍并不会在每个孩子身上发生，但经过大量观察和追踪发现，这种现象呈现明显上升趋势，开始变得越来越普遍。因此，父母要对这种现象加以警惕，如果问题没有得到及时发现且引导不及时，会造成宝宝更为严重的心理问题。

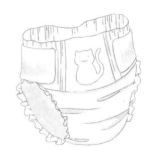

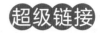

超级链接

"假"退步，"真"问题

　　心理咨询领域有一个案例：有一个小男孩本来已经学会了自行大小便，后来突然开始频繁尿裤子、尿床，妈妈百思不得其解。经过仔细分析，才了解到这个家庭中妈妈又生了二胎宝宝，妈妈把全部精力放在新生儿身上，整天照顾小宝宝，完全无暇顾及哥哥。当这个小男孩发觉不能像从前一样获得爸爸妈妈的照顾时，便由于焦虑出现了退行行为。

　　所以告诫所有二胎父母，尽管有了二宝，也要关注和照顾大宝的心理感受，不要让大宝产生落差感从而影响健康成长。

4. 孩子为什么藏东西

　　1岁后孩子学会走路逐渐变得不受爸爸妈妈控制。认知能力也开始快速提升，经验越来越丰富，小朋友有了自己的小心思和内心世界。爸爸妈妈会发现孩子一些有趣的行为，比如，孩子会故意往沙发底下藏东西。

　　把东西藏到想要藏的地方，是主观意愿实现了的反馈，也是孩子自我控制能力快速发展的体现。有时候突然发现自己藏的东西，会给孩子带来惊喜和愉快的情绪体验。

　　爸爸妈妈可以尝试在睡前和孩子交流分享，主动询问往沙发下塞东西的原因是什么，主动了解孩子最初内心世界的样子和思考方式，为之后亲子互相了解和信任提供基础。孩子的内心世界越来越复杂多变，如果爸爸妈妈没有及时了解和关注，容易让亲子之间变得越来越不能互相理解，增加亲子冲突和矛盾。同时，爸爸妈妈应当多陪伴孩子玩藏东西的亲子互动游戏，在玩的时候尝试用孩子的视角重新看待藏东西的行为，肯定会有新的发现和感受。

5. 冷水擦身

这是冷水锻炼中比较缓和的方法。具体操作如下：

先把擦洗用的毛巾，在冷水中浸透，稍稍拧干后开始擦身。顺序是：四肢→颈部→胸部→腹部→背部。擦过的和尚未擦的部分都要用大毛巾盖好。用湿毛巾擦完后，再用干毛巾擦，开始擦身时的水温，最好与体温相等，每隔两三天降低 1℃，冬季一般降至 22℃，擦拭时的室温以 16 ~ 18℃为宜，如果因故间断，重新开始时，应按间断前最后一次的水温，或稍高一些，夏季随自然温度用冷水擦身。

也可在水里加一些盐或酒精，比例是：75 毫升水加 15 克盐或 15 毫升酒精，盐或酒精可作用于神经末梢，能加强神经系统的紧张度，这对孩子的健康是有好处的。

6. 蹲的学问

当孩子能独立站立以后，父母就应该逐渐地发展孩子蹲的能力，以增强孩子腿部肌肉的力量，提高孩子身体的平衡能力。父母可以给孩子一些玩具，让孩子学着蹲在地上玩，如在地上开玩具汽车、在地上滚球、把地上的积木或积塑放进纸盒里等。父母也可以利用周围的自然环境与自然物，让孩子蹲在那里活动，例如，用手把落在地上的叶子捡起来，把小石头一个一个地放进小桶里，用铲子将沙子铲到桶里，观察在地上爬的蚂蚁……但在让孩子蹲着玩时，应注意劳逸结合。否则会使孩子的腿部肌肉过于疲劳，反而不利于孩子的生理发展。

7. 简单游戏的功用

随着生活水平的提高，现在的孩子拥有越来越多的各式玩具，但并不是孩子的玩具越高档、越复杂就越好。普通的玩具和简单的游戏也能让孩子体会到游戏的乐趣，并激发孩子的创造性。比如橡皮泥、折纸等玩具和活动，一张正方形的纸，撕去边角和中心就变成花朵；长条纸反复折叠后，任意撕去其中的某部分，拉开即为花边。

在这类游戏中，最初孩子只是对物体形状的改变或用手摆弄橡皮泥和折纸的动作感兴趣，因而他会反复摆弄。逐渐地孩子会慢慢领悟到自己的动作与物体形状之间的关系，这对孩子来说是一种珍贵的体验。同时，简单的活动，如把积木搭起又推倒、把小物品放进容器又倒出来、反复将能够开合的东西打开又合上等，也能使孩子的精细动作在不知不觉中得到发展。

8. 鼓励孩子模仿周围环境中的各种声音

音乐教育专家认为，生活环境中的声音刺激对孩子是有好处的。"响亮声音的组合"，以及各种声音的刺激可以为孩子以后学习音乐打下基础。

鼓励孩子模仿声音不仅需要孩子形成对周围环境中各种声音尤其是乐音的感受、辨别和记忆能力，更需要孩子具备一定的发声和摹唱的技能。一岁半左右的孩子会随着音乐发出咿咿呀呀的声音。甚至有些对乐曲非常敏感的孩子，还会哼出这个乐曲的轮廓音乐，即孩子不能准确唱出乐曲的准确音高，但可以记住一段旋律高低变化和重复的规律，并试图变化自己的发音去模仿标准的音高。

爸爸妈妈应为孩子创造条件，提供适宜的可供模仿的声音，积极引导、鼓励孩子发出声音，模仿乐音，培养孩子对音乐的感知能力。

9. 到大自然中去

自然界有着丰富的取之不尽的美的资源。蓝蓝的天空，白白的云彩，公园里千姿百态的花草树木，以及各种各样的小动物，这绚丽多姿、神奇美丽的大自然吸引着孩子，能够陶冶孩子的情操，培养孩子对美的事物的兴趣。

爸爸妈妈应常带孩子到大自然中去，让孩子身临其境，去体验和感受自然界的美。可以带孩子到河边、公园、树林中玩耍、游戏，若有条件，去看看乡村或风景名胜。在大自然中引导、鼓励孩子去感知、模仿自然界中各种动听的声音及优美的事物，如叮咚的泉水、婉转的鸟鸣、飞舞的蝴蝶、绽放的花朵等。也可以根据季节的不同，带孩子去看不同的景物，如春天去看刚萌芽的小草，夏天去看美丽的荷花，秋天去看金黄的落叶，冬天去看洁白的雪花。通过认识大自然、感受大自然的美，激发孩子学习艺术美和表现艺术美的欲望。

10. 不责备孩子

1岁的孩子天真可爱，父母根本不用责备他们，但2岁的孩子就会经常叫嚷"不要！不要！"企图反抗，令父母惊讶，甚至发怒。这时，父母常因失去理智而责骂孩子。即使要教育孩子，家长也要注意方法。可以尝试以下两种做法：耐心劝导、保持沉默。其实，对于年幼的孩子来说，父母装作不在意是一个好方法。年纪越小的孩子，越希望得到父母的注意，希望父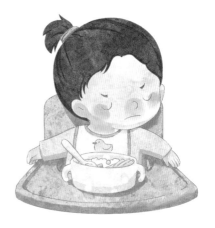母关注他们的一举一动。若父母装作根本不在意，那么，孩子对所做的事自然觉得兴趣索然，也就不会再做了。

（二）教爸爸妈妈的一招

1. 孩子是左撇子怎么办

在现实生活中，有一些孩子喜欢用左手做事，父母强迫孩子改用右手，但总是改不过来。对此，父母应采取哪些措施？

首先，左右手分别受控左右两个大脑半球，实行分工协作。右手活动促进左脑发展，即理解文字、语言、数学概念；左手活动促进右脑发展，即空间定位、音乐旋律、绘画构思等复杂的情感和想象力。婴儿的大脑处于迅速发育的时期，如果同时使用两手，就能使大脑左右半球获得同等发展，使左右两手都灵巧。因此，爸爸妈妈不必强迫孩子一定要使用右手，要利用左手的活动来开发右脑。

其次，孩子出生后并无偏左偏右之分，时而用左手，时而用右手。大约到4岁时才真正确定哪只手占优势。爸爸妈妈最好培养孩子学会左右两手"开弓"，以使孩子的思维能力得到全面发展。

最后，在孩子已习惯使用左手的情况下，爸爸妈妈不要粗暴制止，否则容易引起孩子情绪紧张，严重时可导致口吃、阅读困难。正确的方法是：

爸爸妈妈平时有意识地在孩子的右边放置一些孩子喜爱的玩具，让孩子在无意识中学习用右手操作。

最初教孩子握笔时，一定要培养孩子用右手，这是由中国的汉字结构和书写顺序所决定的，否则不利于他今后的学习。

2. 教孩子穿衣的方法

穿衣服是孩子须尽早掌握的基本生活技能。教孩子学习应注意以下几点：

根据孩子的年龄特点，逐步培养孩子穿戴衣物的能力。1岁后，可先学戴帽、脱帽、脱鞋，然后再学习脱袜子、脱去简单的内衣内裤和上衣，逐渐培养孩子自我服务的能力。

（1）注意给孩子讲解每一个动作。 例如脱衣，要先让孩子用一只手拉住另一只袖子往下拉，另一只手往上抽；解扣子时，用右手手指按住扣子，从扣眼里往下按，左手往外拉衣服。

（2）要循序渐进。 例如让宝宝学脱已脱去一只袖子的上衣或已拉到膝盖的裤子；穿鞋前帮宝宝将鞋先摆好等。父母应先做示范，然后让宝宝跟着练习，使其体验到成功的喜悦。应给宝宝讲解衣物的名称、颜色及各种穿衣的动作，以提高宝宝独立穿衣的兴趣，及早掌握穿衣技能。

（3）培养孩子穿戴整齐和爱清洁的好习惯。 教宝宝穿戴衣物时，衣服要拉平，外衣要扣好，鞋带要系好，帽子要戴正，脱下的衣裤要按顺序整齐地放在固定的地方。

3. 怎样打扮您的宝宝

父母打扮孩子要考虑其年龄特点，既要体现出孩子的天真可爱，也要大方得体；而不能仅考虑自己的喜好，或过于成人化。具体来说，要注意以下几点：

（1）不宜男扮女装或女扮男装。 如果父母给一个男孩起了女孩的名字，给他的衣着打扮、玩具材料都是女孩类型的，甚至所教的语言和行为方式也是女孩的，那么，孩子就不能很好地向自己的性别认同，他的性角色就不是或不完全是男孩的；孩子将来就不能很好地适应社会生活。

（2）孩子衣着的选择。 父母为孩子选购衣物时应综合考虑孩子的年龄、性别、身材等因素，选择具有孩子年龄特点的衣服。

首先，孩子的衣服应柔软、舒适。孩子正处于生长发育最迅速的阶段，皮肤娇嫩，每天的运动量较大，出汗也较多，因此，孩子的服装面料应柔软、轻便、透气性能较好，如棉、麻等。

其次，孩子的衣服应大小合体，便于运动。孩子的着装应以宽松、简单、有童趣为原则。衣裤鞋袜大小应与孩子的身材相适宜，不可太紧或太松。孩子一般天生好动，运动量大，所以，为孩子选择衣服时应考虑宽松的原则，这样才不至于对孩子的活动造成过多的束缚。

再次，孩子衣服的款式应简洁、明了，便于穿脱。目前市场上童装种类繁多，款式也新颖、独特，但一些服装的设计过于复杂，镶嵌的装饰较多，不利于宝宝的运动。选择款式简洁的服装有利于训练孩子自己穿脱衣服，有助于培养孩子的自理生活能力。

最后，孩子的衣服应经济、美观，富有儿童特色，不必为孩子选择过于贵重精致的服装。

4. 孩子摔倒怎么办

研究表明，孩子的痛觉感受性是随着年龄的增长而不断提高的。2岁时能引起痛觉反应的刺激量是刚出生时二分之一，6岁时则是刚出生时的七分之一。因此，孩子对痛觉的感受性远远低于成人。

近年来，人们发现痛觉不仅仅是单纯的生理感受，而且是受许多心理因素影响的结果，其中受情绪的影响较大。在日常生活中，我们常会看到这样的现象：孩子摔倒后，爸爸妈妈首先惊慌失措，甚至大呼小叫，紧张的情绪感染了孩子，由于婴儿易受暗示，便认为摔倒是一件可怕的事情，于是便哭了起来。久而久之，如果爸爸妈妈对孩子摔倒总持这种态度，孩子就会一次比一次

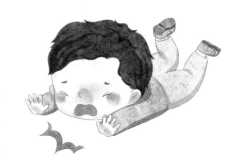

觉得痛，摔到后便会哭叫起来。

爸爸妈妈要想孩子摔倒后能勇敢地爬起来，就必须掌握正确的态度和处理方法。

孩子摔倒后，首先，父母要保持镇定，不要大惊小怪。要鼓励孩子自己站起来，并且要对孩子的行为给予表扬。如果孩子真的摔伤了，也要在轻声细语的安慰中进行处理，并提醒孩子下次小心。

5. 孩子经常哭闹怎么办

哭闹是一种不愉快的情绪反应，孩子的哭闹有时来自生理，如疼痛了哭闹、饿了哭闹等；有时来自孩子的心理需求，如没有得到玩具时哭闹，遇到陌生人因恐惧也哭闹。怎样对待孩子的哭闹呢？首先要知道孩子哭闹的原因，才能采取有效的应对方法。

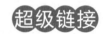

两只羊的不同命运

阿维森纳把一胎所生的两只羊羔置于不同的环境中生活，第一只小羊羔随羊群在草地上快乐生活；第二只小羊羔旁边栓了一只狼，它时刻感受着狼的威胁，在极度恐慌中吃不下喝不下，不久就因恐惧而死。

恐惧、焦虑、抑郁等负面情绪是一种破坏性的情感，如果宝宝长期被这些坏情绪包围会导致身心疾病的发生。

因此，爸爸妈妈一定要注意让宝宝处在积极的环境中成长。

（1）**由于情感缺乏，为引起成人关注而哭闹**。这时，父母不防抱一抱或亲亲孩子，也可停下手中的事情和孩子玩一会儿，以使孩子的情绪好转。

（2）**为达到某一目的而哭闹**。对此，父母一般可运用通俗易懂的语言向孩子讲清道理。切忌不要迁就孩子，要让孩子知道自己错在哪里，应怎样改正。

（3）**不讲道理的哭闹**。这时，父母可采用"冷处理"的方法，即父母对孩子的哭闹行为置之不理，从而淡化孩子的哭闹行为，等孩子情绪稳定时，再与他讲道理。

每个人都有情绪，也需要情绪的出口，孩子也是如此，我们应教孩子如何表达及说出感受，而非一味地的用负面行为来进行沟通。相信日积月累地用语言帮助孩子辨别感觉与情绪，能促使孩子慢慢学会借由语言来获得认可、安慰、满足需求、进而拥有情绪管理与调节能力。

6. 如何培养孩子的感觉能力

1~2岁的孩子只能在动作过程中思考，他所思维的客体只是他当时正在做的事、他直接感知到并正在操作的物体。早在20世纪初，意大利的教育家蒙台梭利就提倡对孩子进行感觉教育，从感觉形成知觉，进而形成智力。

那么，应当如何训练孩子的感觉能力呢？

（1）**触觉训练**。让孩子触摸不同质地的物体。如让孩子触摸水和沙子、木门和铁门等。

（2）**味觉训练**。让孩子品尝味道不同的食物，如酸、甜、苦、咸等各类食品。

（3）**重量感觉训练**。让孩子分辨不同重量的物体，比如，给孩子大小差别较大的积木，让孩子感觉其不同的重量。

（4）**温度感觉训练**。给孩子一杯温水和冷水，让孩子把手伸进去感觉，或者让孩子体会出汗的感觉和穿棉衣的感觉，形成对不同温度的感觉。

（5）**视觉训练**。可以让孩子观察大小、颜色不同的各种汽车，或辨别不同数量的水果、玩具等。

（6）听觉训练。培养孩子对声音的敏感性，可以通过让孩子辨别各种小动物的叫声，或让孩子复述儿歌以及大人说的话进行训练。

7. 孩子喜欢模仿不良行为怎么办

模仿是儿童的天性，也是孩子学习的主要途径之一。他们喜欢模仿新奇的事物，但由于孩子年龄小，接触的事物有限，缺乏生活经验，对事物好坏的判断能力差。因此，当在生活过程中遇见或在电影、电视剧中看过一些不良行为后，在好奇心的驱使下，可能会模仿这些不良行为。

对于孩子的这类模仿行为，父母不要粗暴指责或强行制止。在孩子第一两次模仿时，父母可以采取"视而不见"的方法，孩子自觉没趣，可能就不会再出现类似行为；如若再次出现，父母应明确表示出不赞赏，让孩子从小形成是非意识。通过反复地提醒，会使孩子模仿的兴趣减弱。如果孩子模仿的动作是危险的，就要立即制止，并给孩子讲清模仿后果的严重性，以免造成伤害。

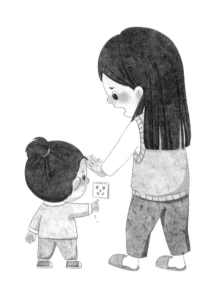

总之，要因势利导，不要对孩子严加指责，否则不仅于事无补，还会使孩子产生逆反心理，更多地重复不好的动作。

8. 如何培养规则意识

1.5～2岁是孩子自主意识萌芽的状态，也就是孩子有了自己的想法后会主动去实现，遇到困难和阻力也会不断尝试，或者通过假哭的方式达到目的。

这个阶段婴儿对规则的理解开始丰富起来，主要分为不可以做、再试试、可以做。这就是为什么 2 岁左右的宝宝会越来越不"听话"，常常会通过行为反复试探爸爸妈妈的反应，如果爸爸妈妈没有反应就会继续尝试。如果被发现，会停止行为进行观察或假哭。由此可见，1 ~ 2 岁是培养婴儿形成规则意识的关键时期。

1 岁之后爸爸妈妈不能一直顺着幼儿，更不能一味满足。这个年龄阶段爸爸妈妈可以通过增加拒绝的次数，拒绝后给出替代选项的方式，培养婴儿规则意识和理解能力。

增加拒绝和制止的次数并不是要一味拒绝和禁止，而是通过拒绝，以及允许婴儿经验性习得可以做哪些行为，不可以做哪些行为，进而感受规则。比如，孩子会因为喜欢听敲击的声音而故意摔打勺子、杯子或碗碟。爸爸妈妈通过拒绝孩子和制止敲击，让孩子知晓这种行为是不被鼓励的，而一起玩敲击类的玩具，会被赞许和鼓励，这样孩子通过观察和反馈很快会明白敲击行为的家庭规则是什么。

9. 教孩子学习双脚跳

跳是一个复杂的条件反射建立过程。孩子在克服自身体重跳起来时，需要付出很大的努力。可以锻炼孩子身体的大肌肉群，培养孩子的自信和勇敢精神。一般在孩子近 2 岁时，可让其进行这一动作的学习。具体方法如下：

（1）**先让孩子扶成人双手练习双脚跳**。成人用双手拉着孩子的双手，然后两人一起用力跳起来，跳一会儿，休息一会儿，成人不要用力提拉孩子的手做双脚跳的动作。

教孩子在双脚落地时，要两脚掌先着地，两腿稍曲成半蹲状，然后站直。

（2）**让孩子扶着成人的一只手做双脚跳的动作**。在此基础上，改为让孩子扶着物体跳，也可采取从最后一个台阶扶着栏杆往下跳等办法。

（3）**独自双脚跳**。成人可采取让孩子通过做小白兔游戏、跳拿玩具等游戏形式练习。

10. 教孩子学习跑步

跑步能锻炼肌肉，增加呼吸运动次数。

1.5～2岁的孩子处于跑不稳的阶段，用满脚掌跑，摇摇晃晃，手脚协同动作不明显，这时家长应手持玩具引导孩子跑着来拿，同时一面后退，一面注意保护孩子不要摔倒，跑一段路后再把玩具给他，让他玩一会儿再休息一会儿。然后，再用另一个玩具引导孩子再跑。训练孩子跑的次数、距离因人而异，但注意不要使孩子产生疲劳感。

2岁以后孩子跑的动作就较协调了，并且跑得较稳、较远。这时家长可通过在游戏中示范跑或跟着跑，也可通过听音乐按节奏快慢等形式，教孩子学习正确地用双手交替摆动着跑，使孩子在娱乐中学会跑。应注意跑的时间不宜长，走与跑要相结合。

11. 教孩子上下楼梯

当孩子迈步练习走路时，他就开始变得独立，活动范围也越来越大。有专家常将1～3岁称为"用脚思考"的阶段，因为这一时期的宝宝常常是迈开小步，走到哪里，探索到哪里。而在这个阶段，上下走楼梯则是一个重点锻炼项目，对宝宝各方面的发展有着不容小觑的作用。

孩子一岁半时就可以开始学习上下楼梯了。当然每个孩子的动作发展时间不同，表现也会有差异，爸爸妈妈可以依据以下四点来评估孩子是否具备爬楼梯的能力，再决定宝宝学习上下楼梯的时机：①走路时很少跌倒；②一只手扶住栏杆时可以慢慢上楼梯；③会爬上大人的座椅；④会利用四肢顺着楼梯爬上爬下。当孩子的行为符合这些标准时，就可练习上下楼梯了。

一岁半左右，先教孩子上楼梯

具体方法是：

在孩子一岁半左右时，选择有栏杆或扶手的楼梯，台阶不超过15～20厘米，先自己示范上楼梯，然后让孩子双手扶着楼梯栏杆，跨一步并一步，一阶一阶地并脚上楼。

初学时，一般以4～5阶为宜，注意不要让孩子趴在楼梯上爬楼梯，防止孩子从楼梯上摔下来。在此基础上，训练孩子一手扶栏杆上楼梯。最后，再训练孩子独自上楼梯，由于孩子独自上楼梯的稳定性差，要引导其靠着楼梯栏杆走，以便随时可以扶住。

约在孩子1岁7个月后开始训练孩子下楼梯

具体方法如下：

与上楼一样选择有栏杆或有扶手的楼梯，成人先示范双手扶栏杆下楼，然后让孩子双手扶栏杆并脚一阶一阶地下楼，一段时间后，可训练一手扶栏杆下楼并脚走，最后是独自下楼由并脚走过渡到交替走。

教孩子上下楼梯时，应遵循循序渐进的原则，逐渐增加台阶的数量。练习时，既要放手让孩子走，又要注意对孩子的安全保护，避免因多次摔倒而使孩子害怕走楼梯。

注意选择台阶低、无尖角、木质地板、有栏杆扶手的楼梯。训练应贯穿在日常生活中，如上楼回家、玩滑梯等。

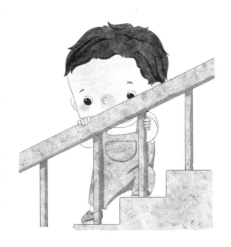

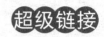

超级链接

"拔苗"难助长

心理学家格塞尔让一对同卵双胞胎（T和C）练习爬楼梯。T在46周（11.5个月）开始练习，每天练习10分钟。C在53周（13个月）开始接受同样的训练。两个孩子都练习到他们满54周的时候。T练了8周，C只练了2周。实验结果却出人意料：只练了两周的C爬楼梯水平与练了8周的T一样好。

孩子没有做好成熟的准备，提前训练只能取得事倍功半的效果。

因此，父母在教育上要静待花开，千万不可拔苗助长！

12. 让孩子从事简单的家务劳动

在训练孩子独立生活能力的过程中，应让孩子做一些简单的、力所能及的家务劳动。为此，父母应采取以下措施：

（1）提供机会。如让孩子关灯、把废纸扔到纸篓里等。

（2）给予具体指导。在生活中我们常会发现，你对孩子说："把玩具收拾好。"但孩子似乎不予理会，玩具仍是床上地下到处都是，原因是你给孩子的要求不明确、具体。正确的说法是："把积木放在盒子里，将小书放在书桌上"，这样，孩子才知道怎么做，也才会按你的要求去做。

（3）及时肯定孩子的成绩。及时表扬孩子，有助于增强孩子做家务的积极性，使孩子学会做，也愿意从事家务劳动。

（4）注意安全。1～2岁的孩子，走、跑、跳等基本动作尚处于发展过程中，因此，在孩子做家务时一定要注意安全，应有成人在一旁照看，以便适时给予帮助。

13. 孩子胆小怎么办

父母在养育孩子的过程中，都会遇到孩子"害怕"的问题：怕黑、怕高、怕水、怕见生人等。这时，家长该怎么做呢？1～3岁的孩子在心理上正处于建立信任和委托感的阶段，孩子受到惊吓时的正确做法是——保护。如果得不到保护，孩子可能更害怕，可能真会变成"胆小鬼"，长大后也不会有充分的自信。

具体做法：

预先告诉孩子可能出现的变化。比如孩子害怕大的声音，走在铁路旁时，应先告诉孩子：来了一辆大火车，如果你不想听汽笛声，先把耳朵捂上。提供机会让孩子做出选择。若妈妈对孩子说："快捂上耳朵，火车来了，汽笛声可大了。"这样说等于告诉他害怕是对的，你希望他这么做。

及时抚爱受到惊吓的孩子。对已受到惊吓的孩子，告诉他"别怕"，"害怕"一点用处都没有。家长要慢慢地跟孩子说话，轻轻地拍拍他或紧紧地抱住他，父母是他最信任的人，这样做会让他感到安全。

不要总提使孩子受到惊吓的事。安抚孩子的最好办法不是不停地说话，而是尽量少说，并搂紧孩子。待孩子恢复正常后，也不要继续谈论这件事，或试图做出解释，如"宝贝，刚才叔叔把你举到半空，是逗你玩呢？"这样的话毫无安抚意义，反倒强调了恐惧。

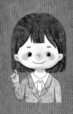

五、1岁10个月～1岁12个月宝宝的学习与教育指南

（一）动作学习与教育

1. 从箱子上跳下来

● **目的：** 发展孩子的平衡能力；培养其胆大、勇敢的品质。

妈妈把一个高约15厘米的木箱摆好，让孩子站在上面。然后一边哄着一边让他下来，可以说："宝宝，下来呀，能不能下来？能不能到妈妈这里来？不要害怕，妈妈在跟前，不要紧的。"一岁半后的孩子，一般都能自己下来。妈妈注意，不要让孩子突然跳下来，以免摔着孩子。

2. 踢球比赛

● **目的：** 锻炼宝宝的平衡和协调能力。

在房屋中间放一把椅子，把椅子底下的空档当作球门，爸爸和宝宝在椅子的两边踢球，看谁踢进球门的次数多。

3. 攀登练习

● **目的：** 锻炼宝宝全身的协调能力。

带宝宝到宝宝乐园或托儿所的攀登架前，教宝宝用手抓住上面的横杆，脚蹬底下的横杆，一步一步自己爬上攀登架。熟练后，还可教宝宝练习攀软梯。

4. 胸前推球

- **目的**：锻炼孩子手的灵活性及准确性，发展孩子手眼协调的能力。

让孩子坐在地上，双手相对，捧住小篮球，曲肘将球从胸前用力推出，妈妈坐在对面将球接住，然后从地上滚给孩子。

5. 小飞机

- **目的**：训练孩子身体的平衡能力以及腰部的力量。

爸爸双手夹住孩子的胳肢窝，举起孩子；孩子用双腿夹紧爸爸的腰部，使身体前倾，同时两臂侧平举，做机翼状。爸爸转动身体，同时与宝宝一起念儿歌："我是一架小飞机，张开翅膀飞呀飞，围着妈妈转三圈，落在妈妈怀抱里。"念完最后一句，把孩子送到妈妈的怀里。

6. 顶气球

- **目的**：训练孩子的手眼协调能力和动作的灵活性。

准备一只气球，让孩子把球抛向空中，当球下来时，教孩子用手向上击球或用头顶球，使球不落地。妈妈也可以和孩子比赛看谁击得次数多、玩得时间长。

7. 滚空罐

- **目的**：增强孩子四肢的力量，培养孩子的注意力。

妈妈把空罐头盒用柔软的布包起来，或者贴张纸，画上孩子喜欢的动物。用这个加工的空罐代替球，在地上滚动，给孩子看。反复做滚空罐，捕捉、追赶空罐的游戏。待孩子熟悉后，可以让他自己玩。

8. 萝卜蹲

● **目的：** 让宝宝理解"蹲"的指令，提高宝宝的反应能力，锻炼宝宝的腿部肌肉。

游戏前，准备好不同颜色的萝卜头饰：红萝卜、黄萝卜、白萝卜，分别带在家庭成员头上。爷爷作为指令者，发出指令："红萝卜蹲、红萝卜蹲、红萝卜蹲完，白萝卜蹲。"根据指令，相应的游戏者做出蹲的动作。在这个游戏进行一段时间后，头饰可以换成苹果头饰、西瓜头饰等。

9. 飞机飞上天

● **目的：** 训练孩子投掷和走的动作。

妈妈和孩子先用纸折几个飞机。在户外，妈妈教孩子举手将飞机向前、向上方投去，如果孩子不能马上掌握投飞机的动作，妈妈应耐心地反复给孩子做示范，并向孩子讲解动作要领。

10. 套圈

● **目的：** 通过瞄准练习让孩子学会估量距离，促进孩子的空间知觉与手眼协调性。2 岁以内的孩子能在 50 厘米远处套中一两个圈就很不错了。

让宝宝站在离长颈鹿玩具 30 厘米的地方，将圈抛进长颈鹿的长脖子上。宝宝学会后，可逐渐增加宝宝与长颈鹿之间的距离，使宝宝瞄准的能力逐渐增加，并能数出自己套进了几个圈。

如果家中没有长颈鹿玩具，也可以将小熊、梳子、积木等玩具摆在地板上，离开相应的距离，让宝宝用圈套玩具。

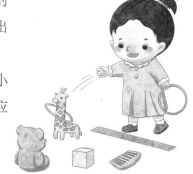

11. 投掷

- **目的**：培养孩子投掷的能力、身体的协调能力及动作的灵活性。

准备小动物玩具若干。在地上画两条间隔1米的平行线，然后妈妈系上围裙站在线上，孩子面向父母站在另一条线上；妈妈喊："开始"，孩子便往妈妈的围裙里扔小动物玩具，妈妈双手拉着围裙接玩具；玩具扔完后，母子俩一起数围裙里有几个小动物玩具。

12. 爬"树"

- **目的**：训练孩子的腿部力量及身体的协调能力。

母子俩面对面，妈妈做"树"跪在地板上，抓住孩子的双手，孩子脚踩在妈妈的膝上，妈妈稍加向上提的力量，使孩子从膝关节开始蹬向肚子。

妈妈双膝跪在地板上，臀部下降，抓住孩子的手，让孩子在妈妈身上蹬爬。

13. 吹乒乓球

- **目的**：锻炼宝宝的肺活量，让宝宝充分享受游戏的乐趣。

大人和孩子站在桌子边，用嘴吹乒乓球，看谁吹得远。要提醒宝宝将气吹在乒乓球的正中，球才能向前走，吹歪了球就会走偏，甚至掉到桌子下。如果宝宝吹不动气球，可以先从吹羽毛球开始。此次游戏时间要适度，不可过长，以免太用力吹气造成肺气肿。

14. 玩键子

● **目的**：锻炼孩子的腿部力量，发展孩子的平衡能力，练习臂力，发展动作的准确性及协调性，促进手眼一致。

将键子放在一只脚的脚面上，向前踢去，可左右脚交替。

将键子放在头上走。

将键子向空中抛出，看谁抛得高。

将键子放在头上，两臂侧平举走，或做其他动作走。

孩子抛键子，妈妈用手接。

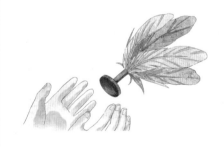

15. 小兔子跳

● **目的**：发展孩子的腿部力量，动作的协调性和灵活性。

准备一块长垫子，让孩子蹲立两臂后举，接着两脚蹬地向前跳起，然后两脚落地成站立姿势。如此反复进行。

16. 滚过小山坡

- **目的**：发展孩子的方位知觉，提高孩子的平衡能力。

准备一块垫子，垫子中央放一只长枕头（当山坡）。让孩子躺在枕头的一侧，然后用力将身体横向滚动，使之滚过突起的"小山坡"，然后再滚回"山坡"的另一侧，如此反复进行。开始玩时，妈妈或爸爸可以给孩子以外力帮助。

17. 走直线

- **目的**：锻炼宝宝的平衡感、稳定性。

在宝宝行走自如的基础上，可以玩一些走直线的游戏。爸爸妈妈可以把室内地上的五块地板砖比作独木桥，让宝宝练习从桥上顺利通过，也可以带着宝宝到室外去在地上画一条直线，叫宝宝踩着线走，通过这样的训练，能够提高宝宝的平衡能力。

18. 手指游戏

- **目的**：锻炼孩子手指的灵活性，发展其思维和想象力。

妈妈先告诉孩子各手指的名称（如拇指、食指、中指、无名指、小指等），然后与孩子边说边做游戏。

妈妈和孩子一起说："大拇指睡了，食指睡了，中指、无名指还有小拇指，大家都睡了；大拇指醒了，食指醒了，中指、无名指都醒了。"

做游戏时，当说到哪个手指"睡了"，即将其合至手心；说最后一句时，双手手心向上握拳，并将额头放于其上，表示睡觉；第二段说到哪个手指"醒了"，即将其伸直，最后一句拍手说。一开始可单手练习，待动作熟练后，再双手练习。

19. 娃哈哈

● **目的：** 让孩子感受歌曲中的节奏，引起孩子模仿的兴趣，培养孩子手腕和手指的灵活性。

妈妈和孩子一起听歌曲《娃哈哈》，一边听，妈妈一边拍拍子。开始时，只是跟着节奏拍手，到后来，可以拍一下手，转一下手腕。转手腕时，伸出双手，两手心朝下，五指自然分开，转时，只需反转一下手心就可以了。如果孩子有兴趣可以鼓励孩子模仿。

娃哈哈

我们的祖国是花园，花园里花朵真鲜艳，

和暖的阳光照耀着我们，每个人脸上都笑开颜。

娃哈哈，娃哈哈，每个人脸上都笑开颜。

大姐姐，你呀快快来，小弟弟，你也莫躲开，

手拉着手儿唱起那歌儿，我们的生活多愉快。

20. 建高塔

● **目的：** 锻炼宝宝的小肌肉动作能力和想象力。

最简单的玩法是妈妈给宝宝三四块积木，叫宝宝把它们一块一块地垒上去；然后，宝宝会推倒它，再重新搭建。

复杂一些的高塔可以分层搭建。先搭建几个同样高度的矮塔，在其上面加上书或纸板等大而平的支撑物。再往上的几层也采用同样的方式搭建。爸爸妈妈还可以把一个玩具小人或小动物平稳地放在塔顶上。

21. 毛球搬家

● **目的：** 锻炼宝宝食指和拇指的力度，锻炼宝宝两指的灵活性。

准备一个红色的碗和黄色的碗以及红色的毛球和黄色的毛球。告诉宝宝："毛球找不到家了，我们需要把红色的毛球用夹子夹到红色碗中，把黄色的毛球夹到黄色的碗中。"如果宝宝不会使用夹子，父母可以先和宝宝一起夹，直到孩子会正确使用为止。

在夹的过程中，宝宝如果偶尔出现错误，妈妈可在活动结束后，让宝宝观察碗中的毛球，引导宝宝自己发现错误，如果孩子错误过多，那就需要父母在开始时引导宝宝进行颜色的对应。

22. 模仿操（1岁7个月 ~ 1岁12个月）

第一节

儿歌：抓住放开，抓住放开，两手拍一拍。

动作：双脚立正，两手前平举，按儿歌内容和节奏做动作。

第二节

儿歌：抓住放开，抓住放开，小鸟飞一飞。

动作：双脚立正，两手侧平举，握拳放开两次，随后做鸟飞的动作两次。

第三节

儿歌：抓住放开，抓住放开，头上拍一拍。

动作：脚与肩同宽，脚跟离地，两手高举，按儿歌内容和节奏做动作。

第四节

动作：抓住放开，抓住放开，膝盖拍一拍。

动作：脚与肩同宽，弯腰，两手下垂，按儿歌内容和节奏做动作。

第五节

儿歌：抓住放开，抓住放开，向上蹦一蹦。

动作：双脚立正，屈肘，手心朝前，按儿歌内容和节奏做动作。

23. 婴儿健康操

第一节　拉动

让孩子趴卧在座垫上，妈妈两手抓住座垫一端，慢慢地拉近自己身旁。靠近身边后，又抓住座垫另一端慢慢向反方向拉动并靠近身边。

第二节　伸屈运动

让孩子在桌子下面自由地爬钻，并可在前面滚球让孩子高兴地追。

第三节　摇晃转动

妈妈支住孩子的双脚，抱稳固，像荡秋千似的左右摇晃，开始弧度较小，逐渐加大，左右摇晃后，再做前后摇晃。

第四节　走、跑的练习

妈妈拿着手鼓，让孩子向妈妈敲响的鼓声方向走去或跑去。

第五节　跳跃

妈妈与孩子相对站立，在孩子的脚下放置一个小圆垫子，轻轻提拉孩子的双手，让孩子前后左右地跳上跳下。

第六节　投掷

把小皮球或塑料手榴弹交给孩子，让孩子接到玩具后就投出。

第七节　登爬

开始先让孩子爬上被子之类的地方，然后爬到妈妈的背上，最后可利用椅子做"爬山"练习，先爬上再慢慢下落。

（二）认知、语言的学习与教育

1. 填补空缺

● **目的：** 帮助孩子认识直线，发展孩子的观察力。

妈妈和宝宝一起做游戏。妈妈将许多玩具，如各种汽车、小动物、积木等排成一排，然后从这一排玩具的中间取出某个玩具放到这排玩具的一端去，并对孩子说："我要放到上边去。"接着，妈妈就可以观察宝宝的反应，看看他是否会把这排玩具中的空缺补上去。如果孩子没有反应，妈妈可以给孩子示范解决的方法，在这排玩具中再拿出一个玩具去填补第一个空缺，使这排玩具中又出现一个新的空缺。妈妈与孩子在填补旧的空缺和造成新的空缺的过程中，就是在对接和割断一条线。

2. 翻书找画

● **目的：** 培养宝宝的记忆力。

每次翻开读物中的一页，爸爸妈妈都把书中的主要人物以及发生了什么事情讲给宝宝听，然后把书合起来，再让宝宝找到那一页。开始要帮助宝宝回忆要找的东西，并教他从前往后一页一页查书的习惯，再逐步训练宝宝独立查找图片的能力。

3. 买卖商品

● **目的：** 通过买卖商品，培养宝宝的认知能力，让他从中了解一些简单的买卖关系。

准备一些水果和蔬菜卡片。首先妈妈把水果卡片和蔬菜卡片贴在墙壁上，然后给宝宝一些和纸币大小差不多的纸片作为"钱"，让宝宝来买水果和蔬菜。启发宝宝说出蔬菜或水果的名字，当宝宝说出物品的名称之后，就把相应的卡片取下来给宝宝，然后再收取宝宝的"钱"。

4. 闭眼尝味道

● **目的：** 让宝宝闭上眼睛品尝食物的味道，教宝宝怎样形容味道。

妈妈在吃饭之前告诉宝宝："今天在吃饭前我们先来做一个游戏，游戏的名字是尝味道。"妈妈把宝宝的眼睛蒙上，为宝宝戴上围裙，用筷子夹取一道菜放到宝宝的口中，过一会儿，再让宝宝说出他吃的是什么，味道是什么，若宝宝猜对了，多给他吃一些平时喜欢吃的食物作为奖励。

5. 学习用代词"我"

● **目的：** 教孩子学习用代名词，培养孩子的自我意识。

孩子往往用名字形容自己的东西，如"毛毛的衣服""宝宝的帽子"等。在日常生活中，爸爸妈妈要注意鼓励孩子用"我"字。孩子在拿属于自己的东西时，引导他用"我"代替自己的名字。如将"毛毛的衣服"说成"我的衣服"，将"宝宝的帽子"说成"我的帽子"等。

6. 认识圆形

● **目的：** 让孩子认识圆，锻炼孩子的观察力和分辨力。

妈妈告诉宝宝："皮球是圆的，苹果是圆的，西瓜也是圆的。"妈妈在纸上画出各种图形，如三角形、圆形、菱形、长方形等，让孩子从中找出圆形。

然后，妈妈再请宝宝找出家里的圆形的东西。

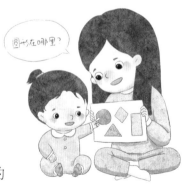

7. 你画的是什么呀

●**目的**：练习涂鸦，培养孩子辨识线条与图形的能力。

爸爸妈妈为孩子准备各色彩笔，如水彩笔或蜡笔，白纸若干，让孩子在纸上自由乱画，当孩子无意中画了一个类似圆形的曲线，或画了一个类似于某个形象的图形，如人的脸、三角形等时，爸爸们要先表扬孩子，然后问："你画的是什么呀？""像不像一个×××呀？"然后在孩子的画上添几笔，以使孩子画出的线条成为一个比较清楚的图形，并和孩子一起来辨认。

8. 比大小

●**目的**：教孩子学习区别物体的大小。

将爸爸、妈妈和孩子的鞋子各拿出一双，问孩子"哪一双鞋子大？""哪一双鞋子小？"也可以让宝宝穿一穿爸爸、妈妈的鞋子，并请宝宝将鞋子从小到大或从大到小排列。也可用其他物品如茶杯、衣服等进行练习。

9. 黑与白

●**目的**：让孩子学会区分黑色和白色，培养孩子初步的辨别颜色的能力。

将围棋的黑子和白子混放在一起，让宝宝将它们分开并分别装进不同的盒子里。爸爸妈妈还可以结合日常生活中的物品，让孩子反复区分黑色和白色。

10. 做火车

●**目的**：让孩子建立初步的分类概念。

把几个鞋盒连在一起做成一列火车，孩子会把喜欢的如小汽车、飞机、积木、小狗、小猴等零零碎碎的各种玩具放在车厢里。这一阶段的孩子不可能对这些玩具进行分门别类的安置，但爸爸妈妈可以帮助孩子整理出小动物车厢或玩具车厢等。

11. 理解数字 1

● **目的：** 通过生活中的物品帮助宝宝理解数字 1。

准备一盘苹果、一盘梨（每样 3 个左右）。妈妈先问宝宝"这是什么？"让宝宝认一认盘子里放的是什么。妈妈对宝宝说："我们来分苹果吃，请宝宝来给大家分，1 人分 1 个。"宝宝分时，提醒宝宝："爸爸 1 个、妈妈 1 个、自己 1 个。"分对了，爸爸妈妈同宝宝一起高高兴兴地吃苹果。吃完后，爸爸妈妈让宝宝分梨，方法同上。

12. 摸摸跑回来

● **目的：** 训练孩子的语言理解力和反应能力。

妈妈和宝宝一起做游戏。妈妈说："小孩小孩真好玩，摸摸这儿摸摸那儿，摸摸柜子（桌子、冰箱等）跑回来。"要求宝宝跑过去摸一下指定的东西再马上跑回来。这一游戏在室内或室外玩均可。

13. 家具电器

● **目的：** 提高宝宝的语言理解技能。

在旧杂志上把家具电器等的图片剪下来，如椅子、电视、锅碗瓢盆、床等，还可以剪一些家里常见的物品，如水壶、毛巾、书等。然后再剪房子的图片，包括客厅、厨房、卫生间等。把这些图片放在地板上，让宝宝帮把家具和其他东西放进正确的房间。如果宝宝不知道或放错了，也别太担心，可以带宝宝观察一下家里物品放置的位置。

14. 小兔乖乖

● **目的**：让孩子感受故事中各个人物的情绪变化，丰富孩子的想象力，培养孩子的语言理解力。

在一个树洞里，住着兔妈妈和它的三个孩子，一个叫红眼睛，一个叫长耳朵，一个叫短尾巴。

一天，兔妈妈要到园子里去拔萝卜，嘱咐孩子们说："妈妈走了，你们要看好家，把门关得紧紧的，谁来叫门也不开，要听清楚妈妈的声音再开门，因为山后有一只大灰狼，你们千万别上它的当。"妈妈说完就到园子里去了。小兔们记住妈妈的话，把门关得紧紧的，乖乖地等妈妈回来。

过了一会儿，住在山后的大灰狼，轻手轻脚地走到小兔家门口，想捉小兔。可是门关得紧紧的，进不去。大灰狼就围着小兔的家，转来转去地想办法。就在这时，兔妈妈远远地走回了，大灰狼赶紧躲到了树背后，兔妈妈走到门口，见门关得紧紧的，心里很高兴，就一边敲门，一边唱："小兔乖乖，把门开开，快点开开，妈妈要进来。"小兔们听清楚了妈妈的声音，高兴得跳起来，抢着去给妈妈开门，妈妈夸奖小兔们是乖孩子，把拔来的萝卜分给小兔们吃。

这时，躲在大树后的大灰狼，把兔妈妈叫门时唱的歌记在心里。

第二天，兔妈妈到很远的树林里采蘑菇去了，它刚走了一会儿，大灰狼就来了，大灰狼一边用爪子"砰砰砰"地敲门，一边用那又粗又哑的声音难听地唱："小兔乖乖，把门开开，快点开开，妈妈要进来。"

红眼睛听见了，马上跳起来说："妈妈回来了！快给妈妈开门！今天有蘑菇吃了！"说着就向大门跑去，长耳朵连忙把红眼睛拉住，小声说："慢点，这不像是妈妈的声音。"短尾巴也说："不对，这不是妈妈的声音，不能开门！先让我去看看再说。"

短尾巴轻轻走到门口，对着门缝一看，呀，不好，是大灰狼！这时候，大灰狼在外面又敲着门，唱着："小兔乖乖，把门开开，快点开开，妈妈要进来。"小兔们商量了一会儿，一起说："你不是我们的妈妈，妈妈的声音不是这样的！"大灰狼说："妈妈走累了，口也渴了，嗓子也哑了，快开开门，让妈妈进来喝口水吧！"短尾巴说："我们不信！我们不信！我们认识妈妈的尾巴，我们把门打开一点，你先让我们看看尾巴再说。"大灰狼听了，就把尾巴从门缝里伸了进来。

大灰狼本想趁门缝打开的时候，用劲闯进去，想不到小兔子那么机灵，它刚把尾巴伸进去，兔子们就用力地把门关上了，大灰狼疼得哇哇直叫，它忍住疼，朝门里喊："疼死妈妈了，快把门打开。"小兔们把门关得更紧，一起说："你这坏东西，还想装我们的妈妈骗我们，今天你可跑不了了。"大灰狼疼得"呼哧呼哧"地直喘气，怎么求饶也没有用。正在这时，兔妈妈远远地走来了，大灰狼吓得使劲一拉，尾巴拉断了，光着屁股一溜烟跑掉了。

兔妈妈走到家门口，用手推了推门，门关得紧紧的。一边敲门，一边唱："小兔乖乖，把门开开，快点开开，妈妈要进来。"小兔们听清楚了妈妈的声音，马上把门打开，让妈妈进来。

小兔们围着妈妈，你一句我一句把大灰狼来了的事情告诉妈妈。兔妈妈高兴地说："乖孩子们，你们真聪明！你们真勇敢！妈妈真高兴！请你们吃蘑菇吧！"

15. 打电话

● **目的**：教孩子学习打电话时轮流讲话的规律，发展孩子的语言交流技能。

爸爸妈妈为宝宝买一部玩具电话。开始时，妈妈把电话拿起来，假装说："喂，是毛毛吗？你想出去玩吗？再见。"然后把电话交给孩子，让孩子模仿妈妈说的话。以后，可以用两部电话来玩这个游戏。做这个游戏时讲话要简短，便于孩子模仿学习。

16. 谜语儿歌

筷子

身子细长，兄弟成双，

只爱吃菜，不爱喝汤。

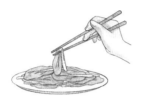

月亮

有时挂在树梢，有时落在山腰，

有时像个银盘，有时像把镰刀。

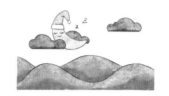

17. 绕口令

小豆豆

小豆豆，围兜兜，

花兜兜，装豆豆。

小豆豆，翻跟头，

豆豆滚出花兜兜。

拾豆豆，数豆豆，

没少一颗小豆豆。

四和十

四和十，十和四，

十四和四十，四十和十四。

说好四和十，得靠舌头和牙齿。

谁说四十是"细席"，他的舌头没用力；

谁说四十是"适拾"，他的舌头没伸直。

认真学，常练习，十四、四十、四十四。

（三）情绪、社会交往的学习与教育

1. 玩具分类

● **目的**：培养宝宝整理玩具的良好行为习惯。

将宝宝的毛绒玩具、积木、雪花球、绘本等多种玩具堆在一起，同时准备相应的收纳箱，在箱子前面画上毛绒玩具、积木、雪花球等作为玩具的家；书架作为绘本的家。

告诉宝宝："玩具现在迷路了，需要宝宝送他们回家。"引导宝宝将玩具放回到相应的收纳盒中。并借机告诉宝宝，以后玩完玩具，要记得送玩具回家。以后要时刻提醒宝宝，养成自己收拾玩具的习惯。

2. 悄悄话

● **目的**：教育孩子不要依赖父母，培养孩子的独立意识。

在出去玩时，有的孩子老是让父母抱，这时父母可假装听小动物说话，然后说："我听到了小动物在说话，你猜一猜说了些什么？"接着告诉孩子，小鸡说："我们自己走，不要爸爸妈妈抱。"小鸟说："我们自己飞，不要爸爸妈妈背。"然后问孩子："你呢？"

3. 捡蘑菇

● **目的**：锻炼孩子走和蹲的动作，培养孩子的耐心、细致的良好习惯，让孩子学会坚持。

妈妈用彩色硬纸板剪成蘑菇状，散落在地上。准备一个提篮，作为装蘑菇的工具。取出一个玩具小兔，告诉宝宝："小兔饿了，宝宝给它采些蘑菇吧。"让宝宝提着篮子，将散落在地上的"蘑菇"一一捡起放在篮子里交给妈妈。

4. 传话员

- **目的**：发展孩子的记忆力、注意力和自我意识，让孩子体验助人为乐的快乐。

爸爸、妈妈相对而坐，中间隔一段距离，请孩子当传话员。游戏开始时，孩子先跑到妈妈跟前，妈妈对孩子说一句悄悄话，要孩子去告诉爸爸。孩子把妈妈的话传给爸爸，爸爸向妈妈核实一下，如果传对了，爸爸亲孩子一下，对他说："谢谢我的传话员。"接着爸爸说一句悄悄话，要孩子传给妈妈，游戏反复进行。如果传错了就问孩子："怎么办？"启发孩子重新回到发话者那里再听一遍。

5. 他们叫什么

- **目的**：让孩子学习称谓常识，为日后的社会交往奠定基础。

准备一些不同年龄、性别的人物图片。妈妈告诉宝宝这些人物该怎样称呼，如阿姨、叔叔、爷爷、伯伯等。

出示人物图片，请宝宝说说图片上的人物应如何称呼。

让孩子分别找出图片中的爷爷、奶奶、叔叔、姐姐等。

当家里来客人或宝宝在户外玩耍遇到熟人时，让宝宝尝试着自己打招呼，若称呼得不对，爸爸妈妈要及时更正。

6. 我会搬椅子

● **目的：**让孩子学会正确搬小椅子。

父母让宝宝观察小椅子，引导宝宝观察椅子的外形，认识椅背和椅面。采用儿歌的方式引导宝宝学习搬椅子的方法："小椅子真听话，我们一起来搬它，一只手在上（一手把椅背），一只手在下（一手把椅面），轻轻提起它，把它送回家。"父母平时也要注意观察，让宝宝养成正确搬椅子的习惯。

7. 宝宝真能干

● **目的：**发展孩子的独立生活能力，培养孩子的自信心。

在日常生活中，鼓励孩子做一些力所能及的事情：

洗脸时，妈妈拧好毛巾，让孩子自己擦眼、耳、鼻和颈部，最后洗净脸部。

洗澡时，让孩子自己动手擦洗身体，在妈妈的协助下洗干净。

脱衣服时，指导孩子自己脱衣服。

做家务时，让孩子当妈妈的小助手，做一些简单的家务活，如擦桌子、洗手绢等。

8. 为布娃娃更衣

● **目的**：培养孩子的自理能力。

给宝宝几个便于穿脱衣服的布娃娃，让宝宝为布娃娃穿脱衣服，开始时，父母要有顺序地为宝宝示范如何为布娃娃穿脱衣服，最后让宝宝自己为布娃娃穿脱衣服。

9. 我是谁

● **目的**：培养宝宝的自我意识。

父母可以教宝宝说出自己的小名，并教导宝宝说出自己的姓和名，同时教宝宝说出爸爸妈妈的姓名，并说出自己几岁，如果宝宝说话流利，还可以进一步要求宝宝说出自己是"女孩"还是"男孩"。

10. 毛巾接球

● **目的**：训练孩子动作的灵敏性，培养孩子与他人合作的好习惯。

妈妈和孩子各抓住大毛巾的一角，把一只皮球放在毛巾中间，轮流抬高毛巾的四个角，让皮球在毛巾上滚来滚去，尽量不让皮球滚到地上。还可以拉住毛巾将皮球抛到空中，再用毛巾接住，当孩子熟练后改用小一些的毛巾。

11. 汽车比赛

● **目的**：鼓励孩子与同伴进行游戏，培养孩子的竞争意识。

邀请邻居家的孩子和宝宝一起做游戏。每个孩子各拿一辆小汽车，在平坦的地上或桌面上进行比赛。妈妈发出口令："预备——开始。"孩子们将各自的汽车同时推出去，谁的汽车跑得远，谁就赢得比赛。

12. 勇敢的小伞兵

● **目的**：锻炼宝宝的跳跃能力，培养宝宝勇敢的性格。

将被子叠成高20厘米左右，让宝宝站到上面，双脚往下跳。爸爸站在距离床30厘米处，伸开双臂做好准备。宝宝从床的中间起跑，跑到床头起跳，扑到爸爸的怀里，爸爸顺势接住宝宝。注意不要让宝宝跑得太猛，爸爸一定要控制场面，防止宝宝摔倒。

13. 碰碰、点点

● **目的**：锻炼宝宝的反应能力，通过亲子的身体接触，让宝宝感受到父母的爱。

爸爸妈妈和宝宝三人进行游戏。一人发出指令，两人游戏。比如爸爸说："碰碰肚子"，妈妈和宝宝的肚子要碰到一起；爸爸说"点点鼻子"，妈妈和宝宝相互用手指轻点对方的鼻子。一段时间后，可由妈妈发出指令，宝宝和爸爸进行游戏。当然，如果宝宝熟悉了游戏，也可以让宝宝做指令的发出者。

14. 宝宝做司机

● **目的**：让宝宝做小司机，培养亲子间的感情，让他体会家庭生活的乐趣。

爸爸妈妈一人一把椅子，分别放在房间的两端，为宝宝准备一个方向盘。爸爸和妈妈分别坐在房间两端准备好的椅子上。宝宝和爸爸妈妈一起说儿歌，宝宝做着开汽车的动作，从爸爸那里开往妈妈那里。宝宝说"请上车"时，坐在椅子上的爸爸站起来，把手放在宝宝的肩膀上，跟宝宝一起把车开到房间的另一端，接上妈妈一起"坐车"。"车"开到房间另一端的时候，宝宝说"爸爸妈妈，请下车"，爸爸妈妈要夸奖聪明的"小司机"。

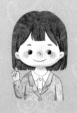

六、给爸爸妈妈的建议

（一）1岁10个月～1岁12个月宝宝的教养建议

1. 保护孩子要适度

调查表明，目前多数孩子在衣、食、住、行等方面受到家长的过度保护。例如，饮食上，许多家长担心孩子营养不良，给孩子补充过多的高档营养品，或过分讲究色、香、味，使孩子口味变得"刁"起来，出现偏食、挑食的毛病，导致摄取不到足够的营养；衣着上，追求档次、品牌，夏天怕晒着孩子，冬天又担心冻着孩子，导致孩子缺少大自然的哺育，身体不能适应复杂多变的自然环境，易发生季节性疾病。

生活中，我们经常能看到，孩子不小心摔跤了，家长赶紧跑过去，问孩子："疼吗？"有些家长甚至还要用脚把地面踩两下表示惩罚，似乎这样才能使孩子心理得以平衡；好动是孩子的天性，但家长总是对孩子说："这不能去""那很危险"，不能对孩子进行积极的引导，过度保护，使孩子丧失了许多锻炼的机会。

2. 让孩子体验挫折

所谓挫折，是指人们为满足自己的某种需要，在追求达到特定目标的过程中，遇到了无法克服或自以为无法克服的障碍和干扰，使其需要不能获得满足时所产生的紧张状态和消极的情绪反应。

古人云："人生逆境十之八九。"人生的挫折是难免的。每个人承受挫折的能力也是不同的，有的人能忍辱负重，百折不挠，永远朝着正确的方向前进；有的人则遇到一点困难或打击便痛不欲生，意志消沉。自古英雄多磨难。只有正确面对挫折，经得起种种磨难，才无愧为真正的人生。

"挫折教育"对我们来说，还是一个较陌生的字眼，而在西方很多发达国家却已是一门必修课程。在美国，7个月的婴儿就要自己托着奶瓶喝水，1岁多的孩子基本上都是自己吃饭，把食物放在他们的小桌子上，让孩子用小勺吃饭，很难看到父母端着碗追着孩子喂饭的情景。4～5岁的孩子就可以单独布置自己的房间。

挫折教育，实际上是孩子成长过程中不可缺少的一种教育。

3. 莫将男孩当女孩养

一般人们认为：小孩子不必分男女，他们还不懂男女有别。于是在日常生活中，常常见到一些年轻的父母出于自己的喜好以及对子女的溺爱，给儿子穿花衣，扎小辫，穿裙子，扎耳朵眼，甚至起个女孩的名字，还赞美其长得漂亮；有的把男孩带进女浴室，这类教养孩子的方法，会给孩子带来心理上的严重危害。

性别包括生理性别和心理性别两方面。人的生理性别一出生就显示出来了，心理性别一般在3岁左右建立起来，它更多地受后天环境教育的影响。一旦孩子在心理上确认了自己的性别，将伴随其终生，纠正起来十分困难。异性教养长大的孩子，大多认为自己的心理性别与生理性别完全相反，时常处在心理性别与生理性别不一致的严重矛盾之中。稍大的孩子常因有异性的生活习惯和行为，如男孩喜欢着女装，施脂粉，说话细声细气，爱哭等，受到同学及周围人的指责、嘲笑。成年以后问题会变得更加复杂，如男性常装扮女性，以女性的面目出现并希望得到社会人群的承认。婚后夫妻关系不睦，有的为了解脱心理上的性别矛盾，要求做变性手术，当不能得到满足时甚至自己将外生殖器割除。异性教养的孩子成年后还可能成为同性恋。

4. 游戏是孩子学习的主渠道

苏联有名的儿童教育家，列宁的夫人克鲁普斯卡娅曾强调过游戏的重要性，她指出："游戏对学前儿童有着特殊的意义，游戏对于他们是学习，游戏对于他们是劳动，游戏对于他们是严肃的教育形式。"所以，家庭应把游戏列为孩子学习的主渠道，通过游戏对孩子进行全面发展教育。

目前，有些家长总是一味地让孩子看书识字，他们认为这才是真正的学习。如果孩子玩多了，家长就觉得孩子玩性太大，以后很难成为有用之才，于是就去干涉孩子的活动。有的家长倒是鼓励孩子去玩，玩具也应有尽有，但是他们只满足哄住孩子就行了。殊不知，对年幼的孩子来说，游戏活动是他们对现实生活的模仿和想象，是一种有目的的特殊的反映活动。

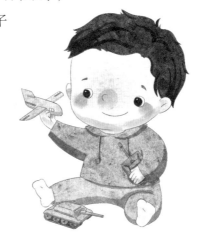

它能促进孩子身体各组织和各器官的发展，能满足孩子好奇好动的特点。大量研究证明，游戏是孩子理解世界、适应环境的重要方式，游戏是学前儿童身心发展的源泉，游戏有角色、有情节、有玩具及游戏材料，形式又有趣多变，这正符合了孩子的理解力和表达力，从而满足了孩子的心理需要。

5. "反抗期"孩子的教育重在引导

2岁是孩子独立意识萌发的最初阶段，也是其成长发展过程中的转折期，称为"反抗期"。对于处在"反抗期"孩子，家长的教育应重在引导。

2岁左右的孩子独立意识已经萌发，对生活中的许多事情都提出要"自己来"，但由于其各方面能力的发展水平有限，还需要成人的帮助和指导。家长可以根据孩子的水平决定提供何种程度的支持。如吃饭，孩子可能并不知道怎样拿勺，怎样往嘴里放，这时家长不要坚持给孩子喂饭，而是也拿一把勺，将吃饭的动作分解，一步一步地教给孩子。著名教育学家蒙台梭利主张，在针对孩子的教育活动中，动作一定要慢，要分解，也许一般人看起来有些夸张，但对孩子是非常必要的。

加强语言指导。尽管这一时期孩子对语言的理解和表达能力有限，但如果家长能清楚的示范动作再配以适当的语言讲解，就会收到事半功倍的效果。

6. 多鼓励，少限制

孩子1岁时开始学习迈步行走。随着年龄的增长，其身体的运动能力有了很大的提高。一岁半以后，孩子会终日不停地爬上爬下，不断地触摸、翻弄所碰到的各种物体，常会把妈妈刚整理好的房间弄得乱七八糟。孩子的活动给家长带来很多的麻烦和困扰。

然而，好动是孩子的天性。蹦蹦跳跳是他们的快乐之源，是他们发现新奇世界、满足好奇倾向的源泉。活动对孩子身体和智能的发展都必不可少的。活动能增长孩子的体能，促进其骨骼、肌肉及身体各器官的发育；活动又是孩子智能发展的中介因素，通过活动不但能增进孩子运动动作的灵巧性，发展运动技能，而且能促进孩子思维和解决问题能力的发展。并且，活动还能培养孩子活泼的心态，给他们带来欢乐。反之，如果家长为了避免孩子在活动中出现跌倒、受伤之类的危险而限制孩子的活动，让他们终日坐在小床里，把弄着早已厌烦的玩具，孩子不但不会快乐，而且智能活动也处于相对停顿之中。因此，年轻的爸爸妈妈要牺牲一些自己的时间，多陪孩子玩一玩，容忍孩子因活动而"制造"的麻烦，千万不要压抑孩子的天性。

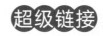

超级链接

期望成真

罗森塔尔博士在加州一所学校新学期伊始对 3 位教师说："根据你们过去的表现，发现你们是本校最优秀的教师。因此，我们挑选了高智商的学生 100 名，分成 3 个班让你们执教。希望你们能让他们取得更好的成绩。" 3 位教师都表示一定尽力。罗森塔尔叮嘱他们："对待这些孩子要像平常一样，不要让孩子以及孩子家长知道。"一年之后，这 3 个班的学生成绩果然排在学区前列。这时罗森塔尔告诉了老师真相：他们和学生都是随机挑选出的普通教师和普通学生。老师们大为震惊！

所以，请你相信期望的力量！相信孩子会自己吃饭，相信孩子会自己走路，相信孩子可以做好他想做的事，让你的期望激发孩子的潜力，期望成真！

7. 亲子阅读正确姿势

最常见到的亲子阅读姿势是爸爸妈妈把孩子抱在怀里，嘴巴对着小朋友后脑勺讲绘本。这个互动坐姿会让一部分发育和发展较慢的宝宝遇到更多阻力和问题。年龄越小的宝宝的亲子阅读，越需要互动和眼神交流。如果爸爸妈妈总对着孩子的后脑勺讲话，是很难观察到孩子的神情变化，互动的效果和质量也会受到影响。

建议爸爸妈妈，多尝试将一条腿蜷起来靠在孩子后背上，正脸对着孩子的侧脸，进行亲子阅读，这样可以及时观察到孩子对绘本读物的兴趣，也能了解孩子的神情、眼神和精神状态的变化。

8. 蹲下来与孩子交流

现实养育场景中爸爸妈妈与孩子互动常常是以站立的姿态进行的。站立互动给宝宝提供的互动场景往往比较有压迫感，爸爸妈妈能观察到的事物通常是孩子无法看到的。同样的道理，孩子关注和观察到的事物，由于亲子间身高的巨大差异和观察上的错位，导致父母很难第一时间发现孩子的真实想法和意图，导致不必要的亲子冲突明显增加。

蹲下来与孩子互动，可以与孩子平视，能看到孩子视角里的事物，观察到孩子的神情变化，情绪和情感变化。蹲下来和孩子进行有眼神交流的沟通，是关心和关爱孩子最起码的一种表现。

9. 训练孩子的灵活性

当孩子的动作有了很大的发展时，家长可以让孩子进行适度的练习，通过教孩子学习转弯、绕障碍物等训练孩子的灵活性，尤其是走和跑的灵活性。一般情况下，这时的孩子多能较稳定的、协调地跑，速度也可以加快。父母可以为孩子准备一些拖拉玩具，和孩子一起做一些游戏，让孩子练习倒退走、侧身走等。或者可以让孩子学习像小白兔一样的蹦跳，鼓励孩子练习双脚跳起，特别是让孩子跳起来够取一些东西。也可以让孩子玩"跨小河拿玩具"的游戏，让孩子学会跨越。另外，还可以通过攀爬动作，发展孩子手的握力，腿的蹬力，使四肢的动作日趋协调和灵活。

10. 将"要不要"变为"你要……吗？"

在孩子刚刚懂事的时候，为了培养孩子的自主性，爸爸妈妈应给孩子一些选择的自由，在决定某件事情的时候，要注意征求孩子的意见。比如，问孩子"你愿不愿意……？""你想不想……？"等。当然，这并不是说所有的事情都要征求孩子的意见。对于正常的生活制度及其安排，爸爸妈妈就不要给孩子选择的余地。比如，对于何时吃饭何时睡觉，就不能让孩子自己选择。在关系孩子生活习惯及规则意识形成的问题上，让孩子任意选择，不仅会影响孩子良好习惯的形成，还会使孩子变得任性、懒散，不利于孩子身心的健康成长。当然，如果孩子正在做他非常感兴趣的事情，就不应用强制的手段，可以通过转移注意力或劝说的方法让孩子做他该做的事情。

11. 文学作品中的艺术教育

孩子都喜欢念儿歌、听故事。儿歌朗朗上口，合辙押韵，易记易学；故事中鲜明的人物形象、曲折的故事情节，形象、生动的语言深深地吸引着孩子。比如，乖巧的小白兔、凶狠的大灰狼、奸诈的狐狸、可爱的小蚂蚁以及美丽的小河和漂亮的大房子等都深受孩子的喜爱。孩子接受文学作品的方式，是在多次听的基础上，会有表情地讲述或朗读。孩子还会看图画书或画册，欣赏图文并茂的低幼读物。孩子通过听、说、动作、表情等，感受、体验着作品中的艺术形象，丰富了想象力，学习了艺术语言，发展了审美能力和美的创造力。

12. 宝宝搭积木

积木是孩子喜爱的玩具。孩子将积木搭成"火车"及"塔"的形状，既促进孩子记忆力、手部灵活性的发展，也能在一定程度上反映孩子智力发展的水平。

未满1岁的孩子可以将积木从盒子里拿出并放进盒子；1岁的孩子喜欢把积木扔在地上；孩子一岁半时能够将三四块积木搭成"塔"；满2岁的孩子会搭六七块积木的"高塔"，爸爸妈妈用九块积木搭成一列"火车"，并在第一块积木上加一块作为"烟囱"，让孩子模仿，孩子可以搭成"火车"，但往往会忘了加上烟囱。

13. 不要说太多的理由

幼小孩子的探索愿望是非常强烈的，但是，孩子年龄越小，对事物的认识与理解能力越差。因此，当孩子在活动时遇到或可能遇到危险情况时，最好的办法是转移孩子的注意力，或尽快将孩子带走，而不要只是讲道理或责骂孩子。对孩子来说，这些"大道理"的作用微乎其微，不仅起不到应有的作用，反而会引起孩子的注意。例如，妈妈提醒孩子："不要动爸爸的眼镜，掉到地上会摔坏的，爸爸就不能看书了。"孩子不会在意你讲的那些道理，反而会注意你提到的眼镜，拿来玩耍。有时，也可以用最简明的话警告他或制止他。例如，杯子"烫手"，垃圾箱"脏"，"不要动"等。

（二）教爸爸妈妈的一招

1. 把握孩子的动作敏感期

1岁左右的孩子会对抓、爬、转、扔东西非常感兴趣，喜欢抓东西，喜欢用手移动物体。其实，他是在用这样的方式感受手的功能。在这个时期，父母可以这样去引导孩子：

（1）允许孩子去自由爬高、跳低。孩子之所以会这么热衷于爬高跳低，因为孩子有很大的心理需求。如果父母强行干涉孩子的行为，那么孩子的这些心理需求就得不到满足，身体动作的潜能也就得不到正常的发展。所以，父母应该允许孩子爬高，也要允许孩子跳低。当孩子进行这些活动时，只要父母注意保护好孩子安全即可。

（2）不要帮助孩子完成探索动作。很多父母出于所谓的"安全"方面的考虑，会帮助孩子完成一些所谓的"危险"动作，其实这还是在干涉孩子的探索行为。

（3）给孩子提供合适的旋转环境。科学研究表明，旋转对于促进孩子的大脑成长有着积极的作用，而且能提高孩子的平衡性和协调性，并且对孩子将来的写作和阅读能力的发展也有很大的帮助。

父母应尽可能给孩子提供一个适合的旋转环境。比如，可以让孩子在客厅里旋转，当然要把那些容易让孩子受到伤害的障碍物，如带棱角的茶几、椅子等暂时搬走，当孩子顺利度过这一敏感期后，再把客厅恢复原样。

（4）在孩子背后做一个欣赏者。当孩子处在探索空间的敏感期时，父母应学着承受一些压力，学会在孩子背后做一个默默的欣赏者。不要过多地担心"卫生""安全"等问题，而是给孩子充分的自由，让他尽情地探索，尽情地成长。即使遇到所谓的"危险"，父母也不要把这种"危险"说出来。如果说出来，就会让孩子在很大程度上产生危险感，从而使得对空间、对世界的探索行为过早地远离他。

2. 父母应如何保护孩子呢

（1）满足孩子基本的生活需求。父母应该认识到，爱不等于满足孩子的需要，更不是给孩子的享受越多就是爱得越深；相反，如果父母一味地满足孩子的所有需要，孩子的生活条件过于优越，从小养成贪图安逸的恶习，那倒有可能要贻误他们的前途了。

（2）不要"包办一切"。出生后早期孩子在生活中处于被动地位，起居饮食几乎全由父母包办；2 岁后，孩子由被动转向主动，如果这时父母仍按以前的做法对待他，必然引起孩子的"反抗"。如 2 岁的孩子，大人帮他穿袜子，他会说："不要！"抢过袜子自己穿起来，尽管袜跟不是穿在脚尖上，就是穿在脚背上；大人给他洗脸，他要自己来，尽管常常将衣服弄得湿漉漉的，但他们希望从父母的"包办代替一切"之中解放出来。所以，父母要考虑孩子的年龄特点，利用这一时机，培养孩子的主动权、独立性。

（3）允许孩子"实际操作"。要使孩子学会正确使用各种生活用具，必须引导和鼓励孩子去操作，要提供实践的机会。如果家长这也不让摸，那也不能动，对孩子限制过多，孩子不可能学会吃饭、穿衣等各种操作性活动。当然，在孩子操作时，要注意安全，防止发生意外。

（4）鼓励孩子经常与小伙伴一起玩耍。父母应鼓励孩子与小伙伴一起做游戏，一块儿嬉闹，这样，既可以使孩子与同伴建立友谊，培养孩子初步的与人交往的能力；还能够发展孩子的认知，培养他们解决问题的能力。

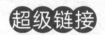

交往益智

一位生理学家追踪观察一组儿童达 10 年之久，发现从小即喜欢和成人打交道的孩子学习成绩普便更好，而不愿与成人交往的孩子学习成绩普遍较差。此外，患有孤独症的孩子智商也偏低。原来成人的语言、思维和行为，有助于增进儿童的智力发育。

因此，爸爸妈妈要多鼓励孩子与同龄、高龄儿童，甚至成人交往。

3. 父母如何表达爱

天下父母都疼爱自己的孩子，但是表达爱的方式方法有所不同。有的家长以为满足孩子的物质要求就是爱孩子；有的家长以为把孩子所有的事情包办代替，就是对孩子的爱。事实证明，这种爱的方式并未给孩子的健康发展带来益处，反而造成了孩子的许多不良行为。那么，怎样去爱身边的孩子呢？心理专家认为"爱是需要学习的"。的确，尽管亲子间的爱是天生自然具备的，但是要如何把握其中的度，可不是天生自然就会的。

有人曾用四句话来解释爱的含义："爱就是了解，爱就是关怀，爱就是尊重，爱就是责任。"若能遵照这样的原则对待孩子，就算是掌握爱的真谛了。不要认为大人就具备权威，就可以压制一切；要知道孩子也有自己的想法和自尊心，我们也要把他们看作独立的个体，如此才能正确地去爱孩子，只要努力学习爱的方式，就能取得令人满意的结果。

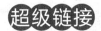

铁丝妈妈 VS 绒布妈妈

心理学家哈利·哈洛把几只刚出生的小恒河猴和两个代理母亲关在一起，一个代理母亲是 24 小时提供奶水的"铁丝母猴"，另一个代理母亲是柔软温暖的"绒布妈妈"。这些小猴子只有在饥渴的时候才会去铁丝妈妈那里喝点奶水，之后立刻跑回来抱住绒布妈妈。即使拿走绒布妈妈，小猴子也不会靠近铁丝妈妈，而是看着窗外等待绒布妈妈或者蜷缩在角落，无一例外。

这一实验令人泪目的同时也说明"有奶并非就是娘"。

请您用爱和温暖养育孩子，万不可做"铁丝妈妈"！

（1）**多抚摸孩子**。抚摸对人的生存和生长有着至关重要的作用，是人成长过程中不可或缺的要素。研究发现，婴儿的死亡率和早产儿的成活率，均与来自母亲或其他人的抚摸、拥抱等触摸活动有密切关系，当婴儿的皮肤受到刺激时，体内会释放出一种生长素，激活免疫系统，提高血红细胞的载氧量，从而增强生命力。

我们在日常生活中经常会看到这样的现象，很多小儿在初学走路时，总想独立行走，不想让大人辅助，但在完全能够独立行走以后，却总想让父母抱着。为什么呢？这是因为孩子的皮肤有"饥饿感"，只有在亲人的抚摸和拥抱中才能得到满足。1~3岁的小儿，皮肤"饥饿"感最强烈。如果小儿的这种本能心理要求不能得到满足，其正常发育会受到影响，导致智商较低，或易形成不良的生活习惯。对年龄小的孩子，父母亲触摸他们的方式有很多种，如按摩、轻抚、轻拍、轻挠、搂抱、轻摇、梳头、吊着胳膊荡秋千，等等，而无论怎样的接触，都是向孩子表达同样的情感：喜爱、接纳和重视，因此应该尽可能多地这样做。

（2）**多赞扬孩子**。随着孩子年龄的增长，父母表达爱的方法也发生了变化，其中最常用的是赞扬。它的奇妙作用在于：强化孩子好的言行，使之发扬光大。孩子会按照父母所赞扬的行为方式继续表现自己。年轻的父母应特别注意赞扬孩子的下列成就：

当开始学习并"学会了"时，如学习行走的整个阶段，从牙牙学语到清楚地叫"妈妈"，从用汤匙到学习用筷子的时候，等等。

当有益的游戏取得成就时，如用积木搭成了楼房，给布娃娃喂饭，等等。

当感兴趣于"涂鸦"时，两三岁的孩子最爱拿笔乱涂，这是想象的萌发阶段，父母应帮其想象。

当表现出劳动热情时，孩子从两三岁起就已经倾心于穿衣、进食、洗脸、扫地等活动，父母应鼓励孩子的这种劳动热情，即使孩子衣服没穿好，饭撒在了桌子上，父母也应该夸奖：你真行，自己都会吃饭、穿衣服了。

（3）**多陪陪孩子**。让孩子享受爱的基本条件是能花些时间与孩子在一起，否则，父母的爱只不过是一句空话。每天父母都应花上一定时间与孩子相处，让孩子体会到爱和关注。

（4）**多让孩子做孩子的事**。孩子所遭受的最大伤害是在不同程度上被剥夺了享受童年的机会，为保护孩子快乐的童年，减少对孩子不必要的压力，请试用下述方法排除孩子生活中的"污染"：

为孩子提供时间、空间和最简单的玩具，如泥、水、纸片等，让孩子充分发挥他们的想象力和动手能力。

（5）鼓励孩子做游戏。通过创造性活动、音乐、运动和户外活动，帮助孩子放松自己。

有计划、有选择地观看电视节目，不让电视成为家庭生活的主要内容，不让孩子看反映社会消极面的电视新闻。

父母表达爱最重要的一点是：让孩子知道，父母与他们在一起是最大的享受。

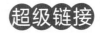

"鱼牛"是何物？

鱼和青蛙都是在池塘里长大的朋友，青蛙长大离开小池塘见识到外面的世界。有一天，青蛙回到池塘，鱼儿问青蛙："青蛙大哥，你在外面看到了什么？"青蛙说："外面有很多有趣的事物，比如说牛吧，他是个庞然大物，头上有角，身上有花斑和四条腿。"于是鱼在它的头脑中形成了牛的样子：鱼身长牛角、牛腿。

原来，孩子不是被动地接受知识，他们有一颗会吸收的心灵。

因此，请父母停止机械地灌输，带孩子多去看看外面的世界，浸润孩子有吸收力的心灵。

4. 如何用"轻短隔离"代替惩罚

轻短隔离就是通过将孩子与某个物品或身边的人短暂隔离而使其明确自己不受欢迎的行为，进而主动改变自己的行为。家人可以此代替对孩子的惩罚，实施中应注意"度"的问题，解决方式是设置一个明确的时间并依此执行。比如，宝宝把玩具故意摔到地上，家长可以马上把玩具拿走，放到一个宝宝够不到的地方，并且告诉宝宝："今天上午你不可以再玩玩具，因为你把它摔到地上了"。有时他们的行为并没有明确指向，只是乱发脾气，此时家长可以把孩子当下喜欢的一个玩具收起来。使用这一方法需要注意：

（1）月龄越小，解除的间隔应该越短。这样做并非仅为避免孩子很快忘记原因，实际上，同样的方式只要反馈几次甚至只要一两次，就会给孩子留下印象；给出特定时间主要是为了孩子把注意力放到这件事上，自己去辨识不受欢迎的行为及其结果。

（2）在宝宝对家人依恋的高峰期，家人偶尔可以通过隔离自身来化解冲突。比如，妈妈可以说："宝宝做得不好，现在你自己玩儿，妈妈要去房间休息一会儿。"等回来的时候，妈妈可以和宝宝再讲一遍，但语气要温和，毕竟这个阶段的宝宝对妈妈的分离焦虑还很严重，不要给他们太大的负担。

这种方式是引导孩子自己去体会，所以家人讲述原因时应简洁明了，不必讲道理或向孩子做过多解释，也不能表现出丝毫得意或者同情。家人不能因为害怕给孩子立规矩而一味地骄纵宝宝，否则会给孩子的健康成长带来隐患。这一阶段是孩子体验纪律性的重要时期，有规矩的家庭才会有真正快乐的孩子。

5. 孩子的成长须有适度的环境刺激

1～2岁孩子的思维处于感知运动阶段，他们主要通过自己的感觉和知觉来认识和了解周围世界。这就要求父母为孩子提供适度刺激的环境，以促进孩子身心的健康发展。

父母需注意以下几点：

（1）**提供游戏空间**。孩子一岁半以后，走路已经稳当了，在地上玩的时间也逐渐增加，他们一会儿摆弄积木，一会儿玩皮球，一会儿翻图画书，在家里爬上爬下，找东找西，尽显好动的天性，他们这是在运动、探索。这时，父母不能只是为保持家里的整洁而限制孩子的活动和感知，要分清孰轻孰重，不能因小失大。

（2）**给孩子提供适量的玩具**。许多专家研究表明：给孩子的玩具太多、太杂，会造成"刺激过剩"，从而使孩子无所适从，注意力不容易集中，导致孩子兴趣不专一，因此，并不是给孩子提供越多的玩具就越好。正确的做法是，在不同的时间，给孩子提供几个不同的玩具，以此来启发孩子，使他能多想些玩的方法，并且在不同的玩法中找到乐趣。

（3）**提供自然刺激环境**。自然环境中的各种现象，如风、露珠、地上的沟坎等，对孩子来说，都是新奇的刺激。父母要多带孩子走出家门，到大自然中去，这对孩子的心理发育能起到良好的助推作用。

6. "延迟满足"法的使用应注意什么

现在不少家长几乎都对孩子有求必应，时间一长，孩子便没了耐性和自我控制力，一旦要求不能得到满足，便又哭又闹，让家长无所适从，最后只能"束手就擒"。更重要的是，如果成人总是一味地顺从孩子，不培养其对他人的体谅、对事物的忍耐及宽容，一旦孩子长大，这些从小养成的坏习惯可能会让他在面对社会时显得格格不入，甚至难以适应。

面对孩子的要求甚至哭闹，家长应该坚定自己的立场，不能为了让孩子在短时间内恢复情绪而纵容妥协，除了涉及生理需要的一些紧急事件外，一般可以找个理由，等上一段时间再满足他。可别小看了这种"延迟训练"，它对磨练孩子的耐性，培养孩子的意志品质和适应能力至关重要。

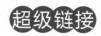

"金钱"惹大祸

有一群孩子在老人家门前嬉闹，几天后，老人无法忍受噪声。于是她出来给了每个孩子10美分说："你们让这儿变得很热闹，这点钱表示谢意。"孩子们很高兴，第二天依旧来这里嬉闹，老人给了每个孩子5美分。5美分也可以，孩子们兴高采烈地走了；第三天，老人给了孩子2美分，孩子们勃然大怒："一天才2美分，我们再也不会在你这玩了。"老人将孩子们"为自己快乐而玩"的内部动机变成了外部动机"为钱而玩"，它操纵着美分这个外在因素，间接操纵着孩子们的行为，这就是德西效应。

奖励要巩固孩子的内在动机，万不可让外在诱惑取代孩子对事物本身的兴趣。

纠正孩子说脏话，也可以试试这样的方法呦！

家长在进行延迟训练时应注意：

（1）**等待时间由短而长**。可以从1分钟开始训练，几次下来，待孩子对"等待"有了适应，家长就可以让等待的时间不经意地慢慢延长，孩子的耐心也会随着等待的时间延长而增强。

（2）**家长必须言而有信**。延迟满足要求家长言而有信，否则会让孩子觉得爸爸妈妈不讲信用。

（3）**态度明确，口气坚决**。家长要求孩子等待时的语气必须坚决，对于孩子的哭闹也要想办法分散其注意力，让他明白哭闹无助于改变现实。

（4）**延迟满足不能一刀切**。虽然强调延迟满足的重要性，但并非所有的事情都适用延迟满足。家长要对孩子提出的要求加以判断，哪个能马上满足，哪个需要等待，哪个根本就不能满足，灵活应用延迟满足与即时满足、适当不满足。

7. 孩子说脏话怎么办

孩子 1 岁时开始学习说话，一岁半左右学习说话的积极性最高，孩子学说话的重要方式是模仿，模仿爸爸妈妈，模仿周围其他的成人。由于这个年龄的孩子缺乏对语义的确切的理解能力，不能分辨"文明话"和"脏话"，别人说的话，只要是他感兴趣的，就会去模仿。怎样才能避免孩子说"脏话"呢？爸爸妈妈应注意两个方面：一方面要为孩子提供一个良好的学习语言的环境，尽量少让孩子听到不文明语言；另一方面是在第一次发现孩子讲脏话时要处理得当。有些父母在孩子第一次讲"脏话"时既感到吃惊，又感到有趣。父母这种微妙的心理活动，会反映在面部表情和语音语调上。对此，孩子十分敏感，并会引起他的注意。父母的这种态度对孩子是一种无形的鼓励，他会不断重复。如果父母严厉斥责或大打出手，可能会暂时制止孩子说"脏话"，但并不能从根本上解决问题。因此，最好的办法是及时转移孩子的注意力，让孩子忘掉他自己所说的话。随着孩子年龄的增长，孩子懂得了道理，父母的说服教育就会奏效。

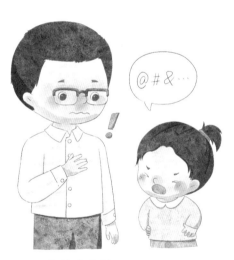

8. 衡量 2 岁孩子语言能力的方法

● 不再咿呀学语，所有的发声练习都与成人的语言相一致。（1 岁 6 个月）

●会用动词，如跑、跳、唱等，会运用正确的词语说出图画上的物体，能独自较长时间地看图画书。（1岁7个月）

●能说出身体各部位的名称，能连贯地说出2~3个词组成的句子，如"妈妈抱""外婆吃饭"等。（1岁8个月）

●知道熟悉人的名字，如周围小朋友的名字、父母的名字。（1岁9个月）

●会用"我"，较少用名字称呼自己，比如，能说"积木是我的"而不是说"积木是文文的"。（1岁10个月）

●能在成人训练下念短小的儿歌。（1岁11个月）

●主要用句子与成人交谈，尽量不用点头、摇头、表情来代表语言，能说的语词多了（近300个）。（1岁12个月）

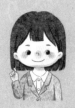

七、宝宝成长档案

下面是1岁7个月～1岁12个月宝宝的生长发育指标和心理发展指标，请家长认真地读一读，并仔细地测量孩子的各项发育指标，或观察孩子的行为表现，记录在右侧的表格里，以帮助你了解孩子的发育是否在正常范围。

如果你的孩子的发育情况与下列指标有些出入，也不要着急，因为孩子的发育受多种因素影响，有明显的个体差异。如果孩子出现"不会独立走路""不试着讲话或者重复词语""对一些常用词不理解""对简单的问题，不能用'是'或'不是'回答""不能认出镜子中的自己"等现象，就需要及时就医查明原因，采取措施。

1岁7个月～1岁12个月宝宝生长发育指标

发育指标	平均标准		记录
	男孩	女孩	
身高 / 厘米	88.2	87.0	
体重 / 千克	12.6	11.9	
头围 / 厘米	48.3	47.3	
胸围 / 厘米	49.8	48.7	
牙齿	16 ～ 20 颗乳牙		
睡眠 /（小时 / 天）	12 ～ 13		

1岁7个月~1岁12个月宝宝心理发展指标

分类	项目	指标	记录
动作	走路	能向后退着走，能扶栏杆上下楼梯	第__月，第__天
	跑步	能连续跑3~4米，但不稳	第__月，第__天
	跳跃	开始做原地跳跃动作，双脚能同时跳起，能踢球	第__月，第__天
	蹲起	能蹲着玩，能自己爬上矮床，能骑小三轮车	第__月，第__天
	扔球	能双手举过头顶掷球，会向不同方向抛球	第__月，第__天
	串珠	能用鞋带串大珠子，能把4~6块积木垒高	第__月，第__天
	涂画	能临摹竖线、横线，涂鸦圆形	第__月，第__天
认知	记忆力	能记住生活中熟悉物放置的固定地方，如糖罐	第__月，第__天
	按指示做	能按指示做（2~3件，连续的），如把球扔出去，然后跑去追	第__月，第__天
	听音乐	能根据音乐的节奏做动作	第__月，第__天
	重复声音	对声音的反应越来越强烈，喜欢听重复的声音，如一遍一遍地听一首歌、读一本书等	第__月，第__天
	注意力	能集中注意看图片、看电视、玩玩具、听故事等，但注意力集中时间较短	第__月，第__天
	主动看图书	能分辨一本书的封面及基本结构，开始辨认书中角色的名字，会主动看图讲简单的话	第__月，第__天
语言	称呼自己	开始用名字称呼自己，开始会用"我"	第__月，第__天

分类	项目	指标	记录
语言	说简单句	能说出 3 ~ 5 个字的简单句，表达一定的意思和个人需要	第__月，第__天
	说出名称	会说出常用东西的名称和用途，会回答生活上的简单问题	第__月，第__天
	数数	能从 1 数到 5	第__月，第__天
情感与社会性	情绪	能区别成人表情中蕴含的情绪	第__月，第__天
		当父母或看护人离开房间时会感到沮丧，与父母分离有恐惧	第__月，第__天
		情绪变化趋于稳定，能初步调节自己的情绪	第__月，第__天
	自我意识	对自己独立地表现一些技能感到骄傲	第__月，第__天
		不愿把东西给别人，只知道是"我的"	第__月，第__天
	交际行为	交际性增强，较少表现出不友好和敌意，开始和其他小朋友一起游戏	第__月，第__天
		会帮忙做事，如学着把玩具收拾好，在有提示的情况下，会说"请"和"谢谢"	第__月，第__天
	模仿行为	游戏时能模仿父母更多的细节动作，想象力增强	第__月，第__天
生活自理	使用勺子	能自己用汤匙吃东西	第__月，第__天
	大小便	主动表示大小便，白天基本不会尿湿裤子	第__月，第__天

宝宝成长日记

● 在这里记下宝宝的成长故事：

请贴上
宝宝的照片

后　记

　　中国有句老话，"三岁看大，七岁看老"，说明了婴幼儿早期教养与发展的重要性。根据国家卫生健康委数据统计，我国现有约3000万名3岁以下婴幼儿。培养一个健康、快乐、全面发展的孩子，不仅是每个家庭的深切期望，更关系到国家和民族的未来。近年来，国家高度重视对婴幼儿的教养，2019年，国务院办公厅颁布了《关于促进3岁以下婴幼儿照护服务发展的指导意见》，确定了"家庭为主，托育补充"的基本原则，明确了"家庭对婴幼儿照护负主体责任"，"发展婴幼儿照护服务的重点是为家庭提供科学养育指导"。随后，国家卫生健康委出台了《托育机构保育指导大纲（试行）》，从营养与喂养、睡眠、生活与卫生习惯、动作、语言、认知、情感与社会性等7个方面，分别提出了婴幼儿照护的目标、保育要点和指导建议。因此，将科学育儿的理念与方法传递到婴幼儿家庭，提升家庭育儿质量，正是本丛书编写的目的所在。

　　本丛书的框架结构由郑名设计。郑名、田淼、王小娟、孙白茹分别撰写了三个分册的"婴幼儿的身心特点和发展任务"部分。《0～1岁》中"养育指南""学习与教育指南""给爸爸妈妈的建议"部分，具体撰写明细如下：杨燕（1～2月）、孙白茹（3～4月）、马婷（5～6月）、王小娟（7～9月）、朱茜阳（10～12月）。《1～2岁》中"养育指南""学习与教育指南""给爸爸妈妈的建议"部分，具体撰写明细如下：徐其红（1～3月）、田淼（4～6

月）、马婷（7～9月）、孙白茹(10～12月)。《2～3岁》中"养育指南""学习与教育指南""给爸爸妈妈的建议"部分，具体撰写明细如下：郑名（1～3月）、杨燕（4～6月）、左彩霞（7～9月）、马婷（10～12月）。全书"超级链接"板块由马苗、武艳敏撰写。全书"营养与喂养""卫生与保健""预防疾病"等部分，由张晓灵负责审定。丛书由郑名统稿。

本书在编写过程中，参考并引用了许多相关的论著和文献资料，吸收了国内外许多同行的研究成果，在此一并致谢。本书的编写得到了西北师范大学教育科学学院和北京理工大学出版社的高度重视与大力支持。在本书的编写中，秦庆瑞老师给予了许多宝贵的建议，他细致的工作作风和追求卓越的态度，给我们留下了深刻的影响。

由于作者水平有限，本丛书难免存在着疏漏和不足之处，我们真诚地欢迎各位专家、同行和广大读者指正与批评，以便以后修订完善。

郑名

2025 年 1 月于金城兰州

参考文献

[1] 叶广俊，渠川琰，戴耀华．儿童少年卫生与妇幼保健学 [M]．北京：化学工业出版社，2004．

[2] DAVID R SHAFFE,KATHERINE KIPP. 发展心理学 [M]．北京：中国轻工业出版社，2019．

[3] 李美筠．儿童营养学 [M]．北京：教育科学出版社，1987．

[4] 鲍秀兰，孙淑英．挖掘儿童潜能始于零岁 [M]．北京：中国协和医科大学出版社，1998．

[5] 陈帼眉．学前心理学 [M]．2 版．北京：人民教育出版社，2015．

[6] 季成叶，李松．儿童保健学 [M]．北京：北京医科大学出版社，2000．

[7] 翁治清，杨淼，张俞，等．早教基础与实务 [M]．北京：清华大学出版社，2019．

[8] 鲍秀兰．0～3 岁儿童最佳的人生开端 [M]．北京：中国妇女出版社．2019．

[9] 张明红．0～3 岁婴幼儿语言发展与教育 [M]．上海：华东师范大学出版社，2018．

[10] 雷默·拉尔戈．雷默博士育儿书 [M]．北京：中国商业出版社，2003．

[11] 左志宏．0～3 岁婴幼儿认知发展与教育 [M]．上海：华东师范大学出版社，2020．

[12] 李芳．科学育儿速查 [M]．昆明：云南人民出版社，2011．

[13] 伯顿·L. 怀特，从出生到 3 岁——婴幼儿能力发展与早期教育 [M]．北京：北京联合出版社，2016．

[14] 李晓东．发展心理学 [M]．北京：北京大学出版社，2016．

[15] 陈若华．1～2 岁宝宝同步养育全书 [M]．长春：吉林科学技术出版社，2011．

[16] 尹坚勤，张元．0～3 岁婴幼儿教养手册 [M]．南京：南京师范大学出版社，2008．

[17] 李淑璋．0～3 岁左右脑开发游戏 [M]．北京：电子工业出版社，2013．

[18] 陶红亮．0～6 岁宝宝益智游戏大全 [M]．长春：吉林科学技术出版社，2012．

[19] 陶红亮．1～2 岁婴幼儿全脑开发 [M]．长春：吉林科学技术出版社，2010．

[20] 隋玉玲 . 婴幼儿早期教育与指导：1～1.5岁 [M]. 福州：福建教育出版社，2015.

[21] 马全霞 . 发展宝宝社会交往能力的亲子游戏（适合一岁半左右的宝宝）[J]. 启蒙（0～3岁），2006（07）：13.

[22] 邱宇清 . 宝宝早教启智一点通 [M]. 北京：电子工业出版社，2012.

[23] 王红 . 0～3岁婴幼儿家庭教育与指南 [M]. 上海：华东师范大学出版社，2020.

[24] 张峰 . 1～2岁宝宝护养全程宝典 [M]. 长春：吉林科学技术出版社，2008.

[25] 东方知语早教育儿中心 . 育儿知识百科 [M]. 上海：上海科学技术文献出版社，2010.

[26] 李淑娟 . 育儿知识专家指导 [M]. 北京：中国纺织出版社，2015.

[27] 陶红亮 . 1～2岁宝宝每月育儿方案 [M]. 长春：吉林科学技术出版社，2010.

[28] 王心兰 . 和宝宝一起玩互动游戏书 [M]. 北京：中国妇女出版社，2011.

[29] 李晓玫 . 1～36个月婴幼儿亲子活动教师指导手册 [M]. 大连：辽宁师范大学出版社，2018.

[30] 李淑璋 . 0～3岁多元智能开发游戏 [M]. 北京：电子工业出版社，2013.

[31] 王庆飞 . 让宝宝聪明伶俐的123个亲子游戏 [M]. 北京：中国铁道出版社，2017.

[32] 奶舅吴斌 . 孩子的一生早注定 [M]. 北京：中国人民大学出版社，2021.

[33] 中国就业培训技术指导中心，人力资源和社会保障部职业技能鉴定中心 . 婴幼儿发展引导员 [M]. 北京：中国劳动社会保障出版社，2023.

[34] 国家卫生健康委员会 . 7岁以下儿童生长标准：WS/T 423—2022[S]. 北京：中国标准出版社，2022.